基层医疗卫生服务人员培训教程
公共卫生服务技术

主　编　郭嘉丽　田淑军　马九零
副主编　赵　宏　刘　军　刘建华

编　者（以姓氏笔画为序）

马九零　湖北三峡职业技术学院

王　蕾　宜昌市疾病预防控制中心

田　雨　宜昌市疾病预防控制中心

田淑军　湖北三峡职业技术学院

刘　军　宜昌市疾病预防控制中心

刘建华　宜昌市疾病预防控制中心

李芳芳　宜昌市疾病预防控制中心

张　彩　湖北三峡职业技术学院

张　皓　宜昌市疾病预防控制中心

赵　宏　湖北三峡职业技术学院

赵　鑫　宜昌市疾病预防控制中心

徐梦寒　宜昌市卫生计生综合监督执法局

郭嘉丽　湖北三峡职业技术学院

雷　雯　宜昌市疾病预防控制中心

人民卫生出版社
·北　京·

版权所有，侵权必究！

图书在版编目（CIP）数据

基层医疗卫生服务人员培训教程. 公共卫生服务技术 / 郭嘉丽，田淑军，马九零主编. -- 北京 ： 人民卫生出版社，2024. 7. -- ISBN 978-7-117-36493-5

Ⅰ. R199. 2

中国国家版本馆 CIP 数据核字第 2024M9X865 号

人卫智网	www.ipmph.com	医学教育、学术、考试、健康，购书智慧智能综合服务平台
人卫官网	www.pmph.com	人卫官方资讯发布平台

基层医疗卫生服务人员培训教程——公共卫生服务技术
Jiceng Yiliao Weisheng Fuwu Renyuan Peixun Jiaocheng
——Gonggong Weisheng Fuwu Jishu

主　　编：郭嘉丽　田淑军　马九零
出版发行：人民卫生出版社（中继线 010-59780011）
地　　址：北京市朝阳区潘家园南里 19 号
邮　　编：100021
E - mail：pmph @ pmph.com
购书热线：010-59787592　010-59787584　010-65264830
印　　刷：河北宝昌佳彩印刷有限公司
经　　销：新华书店
开　　本：787 × 1092　1/16　印张：8.5
字　　数：191 千字
版　　次：2024 年 7 月第 1 版
印　　次：2024 年 9 月第 1 次印刷
标准书号：ISBN 978-7-117-36493-5
定　　价：52.00 元

打击盗版举报电话：**010-59787491**　**E-mail：WQ @ pmph.com**
质量问题联系电话：**010-59787234**　**E-mail：zhiliang @ pmph.com**
数字融合服务电话：**4001118166**　**E-mail：zengzhi @ pmph.com**

基层医疗卫生服务人员培训教程
编审委员会

序言一

党的二十大报告指出："发展壮大医疗卫生队伍，把工作重点放在农村和社区。"基层医疗卫生工作是我国医疗卫生事业的"网底"，同时也是相对薄弱区域。很早以前我们就意识到，要筑牢基层医疗卫生保障网，必须要加强基层卫生人才队伍建设，提升基层医疗卫生服务能力和水平。为此，湖北省卫生健康委员会和湖北省基层卫生协会筹划并启动了湖北省基层卫生人才能力提升培训。

为了解基层实际需求，历时半年多对省内各基层医疗机构管理人员、临床一线医务人员进行广泛调研，以基层实际需求为导向，以补短板为目标，制定切实可行的培训方案，选择基层可用的培训内容，确立科学合理的考核方式。在团队精心组织下，培训工作得以顺利进行。更让人欣慰的是，为期半年多的第一轮培训结束后，学员反响热烈，认为培训内容针对性强，解决实际工作问题，对基层工作帮助很大。我在与学员的交流中还了解到，医学教材卷帙浩繁，但多对基层工作针对性不够、指导性不强，遂萌生出根据基层医务人员实际需要编写一套系列教材的想法，将基层卫生培训规范化，以便更好地服务于基层卫生人才业务能力提升。

此想法与湖北三峡职业技术学院沈曙红院长不谋而合，遂委托该校老师开发基层医疗卫生服务人员培训教程系列教材，包括5个分册："临床常用诊疗技术"介绍体格检查、基本操作和心电图检查；"常见疾病诊疗"介绍常见慢性病、常见内外科急症、常见妇产科疾病、常见儿科疾病及脑卒中诊疗；"中医适宜技术"介绍针灸技术、推拿技术、其他技术和中医养生，涵盖范围主要是中医常用的实用技术和养生方法；"公共卫生服务技术"介绍预防医学基本理论知识和国家基本公共卫生服务技术规范；"常见疾病用药指导"介绍合理用药基础、基层常见疾病及特殊人群用药指导和实用中药饮片基础。

基层医疗卫生服务人员培训教程系列教材结合基层医疗卫生健康工作的实际需求，坚持科学、开放、先进、实用的原则。教材语言精练，表述规范，内容翔实，图文并茂。知识点由易到难、由浅入深，易于理解掌握。同时教材采用了纸数融合出版的形式，配套了数字化教学资源（视频、微课、动画等），方便读者时时、处处、反复学习。

该系列教材最独特之处在于内容实用，包含基层需要的诊疗技术、疾病诊治、公共卫生、中医技术以及用药指导五个方面，适应基层医疗卫生人才需求，贴近基层医疗卫生实际。采用独特的模块化设计，使教材内容实用化。在每项任务前均设有情景导入，引出问题，注重培养学习者独立思考、自主学习、解决问题的能力，助力于培养"小病善治、大病善识、慢病善管、重病善转"的合格基层医疗卫生服务人员。该系列教材是一套可供基层医疗卫生机构医师、药师、公共卫生服务人员、护理人员及其他卫生技术人员等使用的优质培训教材。

囿于水平、人力、时间，系列教材中会有不尽恰当的地方，欢迎广大读者、基层医务人员和专家赐教、批评。

李正一
2024 年 4 月

序言二

20 世纪 70 年代，我做过赤脚医生，80 年代大学毕业后在原卫生部长期从事基层卫生管理工作，90 年代中期在国内边远地区贫困县担任负责扶贫和卫生工作的副县长。因此，关注基层医疗卫生，既是工作的缘故，也是我内心深处的情怀所在。

工作期间，我经历了数轮医疗卫生改革，也见证了我国基层医疗卫生事业的发展历程。新中国建立之初，党和政府即对基层卫生队伍建设十分重视，并创造性地建立了与农村地区社会经济水平相适应的"半农半医"赤脚医生队伍。70 多年过去了，基层卫生队伍经历了卫生员、赤脚医生、乡村医生、乡村全科助理执业医师的不同发展阶段，成为新时代我国基层医疗卫生高质量发展不可或缺的力量。

长期在农村和卫生管理部门的工作经历，使我深刻认识到基层卫生工作对于能否实现"人人健康"的目标至关重要。要筑牢基层医疗卫生保障网，必须加强基层卫生人才队伍建设，提升基层医疗卫生服务能力和水平。政府一贯重视基层卫生工作，采取了一系列政策措施予以加强，取得了积极的成效。随着国家乡村振兴战略和健康中国战略的不断推进，基层医疗卫生机构承担的任务日益繁重，对医疗卫生人才的需求也愈加迫切。然而，基层医疗卫生人才短缺的问题依然突出，相关人员的专业技能和服务能力方面仍需要持续加强。

针对这一现状，湖北省基层卫生协会和湖北三峡职业技术学院积极发挥职业教育的优势，组织编写了这套基层医疗卫生服务人员培训教程。本套教材紧密围绕基层医疗实际工作需求，注重理论与实践相结合，旨在提升基层医疗卫生人员的专业技能和服务水平，为基层医疗健康事业贡献力量。

基层医疗卫生服务人员培训教程包括"临床常用诊疗技术""常见疾病诊疗""中医适宜技术""公共卫生服务技术""常见疾病用药指导"5 个分册，涉及多个领域，内容全面，实用性强。通过学习这些教材，读者可以系统掌握现代医疗知识，了解最新的医疗政策和技术动态，培养医德医风，成为既有医术又有仁爱之心的优秀基层医疗卫生人才。这套教材可作为基层医务工作人员提升自身业务水平的重要参考书籍。

衷心希望本套教材能够成为培养高素质基层医疗卫生人才的重要工具，为促进我国基层卫生事业的发展作出新的贡献。祝愿所有使用本教材的读者学有所成，成为人民健康的守护者。

姚和阳

2024 年 5 月 6 日于北京

前　言

　　《基层医疗卫生服务人员培训教程——公共卫生服务技术》主要供基层全科医师、基层社区医疗卫生服务人员、基层社区公共卫生服务人员、基层社区护理人员等继续教育培训使用。

　　"没有全民健康，就没有全面小康。"在健康中国战略背景下，基层医疗卫生服务是实现人人享有卫生保健目标的基础环节。目前，基层医疗卫生机构的主要工作任务是为居民提供基本医疗服务和基本公共卫生服务，要求基层医疗卫生服务人员在掌握临床诊疗、护理基本知识和技能的同时，具备在基层开展公共卫生服务项目的综合实践能力。本教材以预防医学基本知识作为理论基础，以国家基本公共卫生服务规范作为基本技能核心依据，结合基层公共卫生服务工作实际需求，从理论知识到服务技能进行内容的有序化整合，力争突出教材的科学性和适宜性。本教材在编写上主要有 3 个特点，具体如下。

　　1. 本教材秉持"以健康为中心""以基层为重点""以预防为主"的理念，从岗位实际需求出发，坚持必须、够用、实用、适度拓展知识面、提升可持续发展能力的原则，科学设计课程框架，合理选取教学内容。为基层医疗卫生服务人员基本公共卫生服务能力的提升提供具有切实参考价值的培训教材。

　　2. 编写内容注重实际岗位需求，强调"实用""够用"。本教材设置六大模块，其中模块一到模块五主要介绍预防医学基本理论知识，包括：社区环境与健康、社区食品与健康、社区职业与健康、社区疾病预防与控制、社区人群健康研究方法 5 个方面，重在培养基层医疗卫生服务人员"三级预防"的观念意识和基本思路。模块六主要依据国家基本公共卫生服务规范，设置居民健康档案管理、健康教育与健康促进、预防接种、慢性病管理等面向不同人群健康管理的项目内容，重在提高基层医疗卫生人员公共服务项目综合实践能力。

　　3. 在教材编写中注重培养学习者解决问题的能力。在每项任务前均设有任务导入，引出问题，培养学习者独立思考、自主学习、解决问题的能力。在每项任务均设有测试题，可作为随堂练习，考查学习者对知识的掌握情况。

　　本教材在编写过程中，得到了各位编者所在单位的大力支持和帮助，在此表示诚挚的感谢。

郭嘉丽

2024 年 3 月

目 录

模块一　社区环境与健康

任务一

社区生活环境与健康

任务目标

1. 掌握大气卫生、饮用水卫生与健康的关系。
2. 能灵活运用所学知识，开展环境卫生相关的宣传工作。
3. 能灵活运用开展环境卫生工作的基本方法和技能。

任务导入

2001年9月，某个体老板私自熔炼白砷（砒霜），至次年1月两次开炉共冶炼12d，燃烧矿石3t，得到成品 As_2O_3 7.4t。因当地部分居民出现呕吐现象，于3月上旬将化工厂关闭。2002年7月，当地职业病医院先后收治了近200例亚急性砷中毒患者。大部分患者于就诊前2个月起病，出现眼睑水肿、结膜充血、眼痒、分泌物增多；有的患者同时伴有恶心呕吐、食欲缺乏或轻微腹痛，个别患者出现腹泻；继而全身皮肤瘙痒，伴有皮肤潮红、针点状红色丘疹；尿砷或发砷含量增高；11例患者肝功能异常，14例患者心电图异常。现场调查可见砷矿石胡乱堆放，废渣弃于距居民取水点约500m远的半山坡上，由于雨水浸渍，砷渗入地表后污染水源，当地水井砷含量达1.028mg/L，超过国家标准100倍。

问题1：为什么会发生这样的事件？

问题2：应怎样防止类似事件发生？

相关理论知识

环境是人类赖以生存的物质基础。社区生活环境中，大气、饮用水等环境因素的优劣会直接影响到社区居民的健康与生存。

（一）大气环境与健康

地球周围包围着很厚的一层空气称为大气，是人类赖以生存的重要外界环境因素之一。自地表向上，按气温的垂直变化特点可分为五层，即对流层、平流层、中间层、热层和外大气层。与人类生活关系最密切的是对流层。对流层随着高度的增加，气温逐渐递减，每升高1 000m，气温下降约6.5℃。人类活动产生的大气污染物绝大多数聚集在对流层。对流层大气的理化性状对人类健康有着深远的影响。

1. 大气的理化性状与健康　大气的物理性状包括太阳辐射、气象因素及空气离子化等。

（1）太阳辐射：按其光谱组成可分为紫外线（波长290~400nm）、可见光（波长400~760nm）和红外线（波长760nm~1mm）。

1）紫外线：具有色素沉着作用（人体黑色素可防止短波紫外线透入皮肤组织，起到保护皮肤的作用）、抗佝偻病作用和杀菌作用。适量的紫外线对健康有益，但过多过强的紫外线则能引起眼炎甚至皮肤癌等。

2）可见光：作用于视觉器官可引起视觉，具有预防眼睛疲劳、平衡兴奋、提高情绪与提升工作效率的作用。

3）红外线：作用于皮肤，可使局部组织温度升高，血管扩张，新陈代谢加快，细胞增生，具有消炎镇痛作用。但过量的红外线照射可引起热射病、日射病和红外线白内障等。

（2）气象因素：包括气温、气压、气湿、气流等。气象因素对机体的体温调节、心血管功能等有重要影响，同时对大气的自净作用具有重要的意义。许多由大气污染引起的中毒事件多与不良的气象因素有关。

1）逆温：当大气的垂直温度随着距离地面高度的增加而上升时称为逆温。一年之中，冬季更易发生逆温现象；一天之中，夜间更易发生逆温现象。逆温发生时，易造成大气扩散不畅，不利于污染物的稀释。逆温是1952年伦敦烟雾事件发生的重要因素之一。

2）反气旋：当中心气压高，四周气压低时，空气由中心向外围按顺时针方向流动，形成反气旋。反气旋期间，气流以下沉为主，不仅出现逆温，风速也小。

3）雾：大气湿度大时，大气中的颗粒物因吸收更多的水分而沉降于大气低层，使近地面大气污染加重。同时，气温低时，还可以形成雾，从而阻止污染物进一步扩散。

4）微风或无风：风速小甚至无风时，大气污染物无法向远处扩散，从而加重大气污染。

（3）空气离子化：空气中的各种气体分子或原子在宇宙射线、紫外线、放射线或雷电、瀑布等的作用下，形成正离子和负离子，这些正离子和负离子统称为轻离子，空气中产生轻离子的过程叫空气离子化。

清洁的大气是无色、无味、无臭的混合气体。其主要成分有：氮气（标准状况下容积百分比为78.09%）、氧气（20.95%）、二氧化碳（0.027%）和微量惰性气体。大气中还含有水蒸气、尘埃、微生物和微量的臭氧、过氧化氢、氮氧化物等夹杂物。清洁的空气是有益于健康的，但当人类的生产和生活活动向空气中排放大量的污染物、引起空气质量下降时，就会影响人体健康。

2. 大气污染对健康的危害及其防制措施　由于自然或人为因素，使空气中混入了各种污染物并达到一定浓度，使大气的质量发生恶化，超过了空气的自净能力，对居民健康和生活卫生条件造成直接或间接危害时，称为大气污染。大气污染可来源于自然过程和人类活动两个方面。人类活动是大气污染的主要原因。

（1）大气污染对健康的直接危害：当大气污染物于短期内大量进入机体时可致急性危害，如大量燃料燃烧引起的烟雾事件。当大气中有毒污染物长期低浓度作用于机体时能引起慢性危害。如大气污染引起的慢性阻塞性肺疾病（chronic obstructive pulmonary diseases，COPD）、心血管疾病、机体免疫功能下降、变态反应及慢性中毒等。

（2）大气污染对人体健康的间接影响：大气中的烟尘能促使云雾的形成，从而吸收太阳的直射光和散射光，影响太阳辐射强度（城市太阳辐射强度一般要比农村减弱10%～30%，紫外线减弱10%～25%），具有抗佝偻病作用及杀菌作用的紫外线尤其容易被吸收。所以，在大气污染严重的地区，儿童佝偻病的发病率较高。同时由于紫外线杀菌作用的减弱，间接地促使某些以空气为媒介而传播的疾病发生和流行。另外，温室效应、酸雨、臭氧空洞的健康危害都属于大气污染对人体健康的间接影响。

3．防治大气污染的措施　由于大气污染受自然、社会等多种因素的影响，因此防治大气污染须采取综合性措施。

（1）规划措施：为减轻大气污染对居民健康的影响，须进行科学合理的城乡规划，合理安排各种功能用地。将能产生大量有毒有害气体的工业区设置在城市的边缘或郊区；同时工业区应设在当地主导风向的下风侧，并在居民区和工业区之间设置一定的卫生防护距离。避免在山谷内建有废气排放的工厂。加强生产管理，防止出现"跑、冒、滴、漏"现象和无组织排放，杜绝事故性排放。

（2）工艺措施：改革生产工艺过程，采用无毒或低毒原料代替有毒原料进行生产；开展技术革新，进行综合利用；改革燃料结构，以减少大气中颗粒物和二氧化硫等的污染；改革锅炉技术，提高燃烧效率，采用集中供热，适当提高烟囱高度，减轻大气污染的程度。

（3）绿化措施：绿色植物不仅能美化环境，调节微小气候，还能吸收有害气体，阻挡沙尘，吸附大气颗粒物，进而具有净化空气的作用。因此，植树造林建立绿化带是防治大气污染的行之有效的措施之一。

（4）净化措施：对于必须排入大气的有害气体和烟尘，应利用各种除尘设备和气体净化设备进行净化处理，使排放物达到废气排放标准后再行排放。

（5）卫生监测监督措施：卫生部门应加强预防性的和经常性的卫生监测监督工作，参与城乡规划，审核拟建、改建和扩建的工程项目，发现问题及时提出，会同有关部门采取有力措施，保证居住区大气卫生。

（二）生活饮用水与健康

水在自然界分布广泛，地球表面约有70%被水覆盖，但可供利用的淡水仅占地球总储水量的0.2%。我国人均水量仅为世界人均水量的1/4，而且人类生产活动所造成的环境污染正严重威胁着水资源的质量，因此，防止水污染，保障饮用水卫生具有重要的意义。

1．生活饮用水的基本卫生要求　为保证饮水者的健康，饮用水应满足下列基本卫生要求。

（1）流行病学要求的安全：饮用水应不含有病原微生物和寄生虫卵，以防止介水传染病、寄生虫病的发生和流行。

（2）所含化学物质对人体无害：饮用水所含的化学物质应对人体有益且无害，不能引起急慢性中毒和远期危害。

（3）生活饮用水中放射性物质的含量应低于国家规定的饮用水标准。

（4）感官性状良好，使用方便：饮用水应无色、透明、无臭、无异味、无肉眼可见悬浮物，方便饮用。

2．饮用水安全的卫生措施

（1）水源的选择：饮用水的水源，一般有地下水、地面水、降水。首选地下水，其次按照江河、水库、湖泊、池塘的顺序选择地面水，最后考虑雨、雪、雹。选择水源时，需在兼顾技术可行，经济合理和方便群众取用的前提下，满足下列三项基本卫生要求。

1）水量充足：应能满足社区居民点总用量的需求。

2）水质良好：水源水经净化处理后全面符合饮用水卫生规范的要求。

3）便于卫生防护：应选择环境卫生状况较好，取水点易于防护的水源。

（2）水源的卫生防护：根据给水方式分为集中式和分散式，防护措施有所不同。集中式给水是指由水源集中取水，通过输配管网将水送至用户，即自来水。分散式给水是指居民直接由水源分散取水。在地面水防护中，要求工业废水、生活污水必须充分无害化处理，按国家标准和规定排放。分散取水点周围30m范围内不得有污染源，河水取水点上游1 000m至下游100m范围为集中式给水卫生防护地带，不得排入废水与污水。采取分段或分时取水，宜在上游段清晨取水饮用，集中式取水的进水口应设在水面以下1.5m和河床以上1m之间，避免进水浑浊。在地下水防护中，要合理选择井址，周围30m内不得有污染源；完善水井结构，水井应有井台、井栏、井盖、排水沟，井壁上部密封不透水，井底用砂石铺装；应推广密封水井，用抽水机取水。

（3）生活饮用水的净化和消毒

1）净化处理：水净化处理的目的是除去水中的悬浮物质和部分微生物，改善水质的感官性状。常规的净化处理方法有混凝沉淀和过滤。①混凝沉淀：天然水中体积较小的胶体粒子如硅酸、极细的黏土和腐殖质等可长期悬浮在水中而不宜自然下沉，需加入适当的混凝剂才能使其沉降，叫作混凝沉淀。目前常用的混凝剂主要有两类：金属盐类（铝盐、铁盐）和高分子混凝剂。铝盐有硫酸铝钾（明矾）$[Al_2(SO_4)_3 \cdot K_2SO_4 \cdot 24H_2O]$、硫酸铝$[Al_2(SO_4)_3 \cdot 18H_2O]$（用量：50～100mg/L），铁盐有硫酸亚铁（$FeSO_4$）、七水硫酸亚铁（$FeSO_4 \cdot 7H_2O$）和三氯化铁（$FeCl_3$），高分子混凝剂有碱式氯化铝（用量：30～100mg/L）、聚合氯化铝。水厂的混凝沉淀是在反应池、沉淀池中进行的。农村分散式给水可在水缸中进行。方法是将混凝剂按照用量加入水中，顺着同一个方向搅拌，当水中出现矾花时，静置30min后即可澄清，取用上清液即可。②过滤：是使水通过滤料而得到净化。常用的滤料是砂，所以也叫作砂滤。水经过滤后，可大大改善水质的感官性状，同时使残留的细菌、病毒失去悬浮物质的保护而成裸露状，为滤后消毒创造了条件。水厂可通过各种形式的砂滤池进行水的过滤。分散式给水可在岸边建砂滤井，也可在家中建简易的砂滤缸。

2）消毒处理：水经过混凝沉淀和过滤净化后，还必须进行消毒。饮用水消毒的目的是杀灭病原微生物，防止肠道传染病的发生和流行。饮用水的消毒方法主要有两大类：一是物理消毒，如煮沸、紫外线照射等；二是化学消毒，用氯、臭氧、碘、溴和某些金属离子等进行消毒。目前，我国广泛采用的是氯化消毒法，即用氯或氯制剂进行饮用水消毒。

任务实施

具体见表1-1-1。

表1-1-1 任务一中"任务导入"材料分析

分析思路	内容要点	注意事项
1. 为什么会发生这样的事件？	生活饮用水被砷污染，导致当地居民出现砷中毒现象	
2. 应怎样防止类似事件发生？	生活饮用水的基本卫生要求	
	生活饮用水的水源保护方法	

（郭嘉丽 赵 宏）

任务二

社区社会环境与健康

任务目标

1. 掌握社会因素与健康的关系。
2. 理解卫生服务与健康和疾病的关系。
3. 能对社会环境对人群健康的影响作出初步判断。

任务导入

构建社会主义和谐社会是新世纪新阶段中国共产党从中国特色社会主义事业总体布局和全面建设小康社会全局出发提出的重大战略任务。社会主义和谐社会是民主法治、公平正义、诚信友爱、充满活力、安定有序、人与自然和谐相处的社会，是社会各个部门、各个地方、各个行业、各个方面之间的综合协调发展。它既包括政治、经济、文化之间的协调，也包括人、自然、社会、国家等不同主体之间的和谐，还包括中央与地方、地方与地方、城市与农村之间的和谐。世界发展历史表明，在国家或地区人均 GDP 处于 1 000～3 000 美元的发展阶段时，往往也是人口、资源、环境等社会矛盾瓶颈约束最为严重的时期，是"经济容易失调、社会容易失序、心理容易失衡、社会伦理需要调整重建"的关键时期。我国目前正处于这一社会转型时期，因此，建立科学的发展观，使人与自然、人与社会协调发展，对推动和谐社会的健康发展具有重要的意义。

问题：理解社会环境对人群健康的影响。

相关理论知识

（一）社会因素与健康

社会因素就是社会各分子间所表现的交互关系和共同行为的构成要素，包括社会特征与人群特征。其中，社会特征指社会制度、社会文化和经济水平等，这些因素影响居民的收入和消费、营养状况、居住条件、接受科学知识和教育的机会等；人群特征包括人口发展、风俗习惯、宗教信仰、婚姻状况、文化教育水平、伦理观念等。

（二）卫生服务与健康

1. 概述 卫生服务是指由卫生部门通过一定的方法与途径向居民提供适宜的医疗、预防、康复和健康促进等服务，是影响人群健康的主要因素之一。我国是发展中国家，还处在社会主义初级阶段，人口多，资源缺，卫生事业发展面临许多困难与问题。1997 年1 月 15 日发布的《中共中央、国务院关于卫生改革与发展的决定》中明确指出："我国卫生事业是政府实行一定福利政策的社会公益事业。"随着社会经济的发展及人们生活水平的提高，卫生服务的任务不仅仅是治病救人，还包括维护及促进人群的健康。

（1）卫生服务组织与卫生服务的基本概念：卫生服务组织是以保障居民健康为主要目标，直接或间接向居民提供预防服务、医疗服务、保健服务、康复服务、健康教育和健康促进等服务的组织。这些组织机构包括医院、疾病预防控制机构、妇幼卫生组织、社区基层卫生服务机构、康复机构、健康教育机构等。

卫生服务是卫生服务组织为了达成一定的目标使用卫生资源向公众提供预防、医疗服务、保健服务、康复服务、健康教育和健康促进服务的过程。卫生服务组织在一定时间、地点条件下，通过药品、器械、敷料、人才、技术、设备、场所综合利用，满足消费者现实和潜在的需求。

（2）卫生服务的基本功能：可分为保健功能和社会功能两个方面。

1）卫生服务的保健功能：即通过预防保健、治疗、康复及健康教育等措施，降低人群的发病率和死亡率；通过生理、心理及社会全方位保健措施，维护人群健康，提高生命质量。

2）卫生服务的社会功能：首先是医疗保健服务，可以使患者康复，恢复其劳动力，并且通过延长寿命来延长劳动时间，能有效地提高生产力水平。其次是消除患者对疾病焦虑和恐慌，这不仅是维护健康的需要，而且还有利于社会的安定。再次，医疗卫生服务部门是精神文明的窗口，良好及时的卫生服务对患者也是一种心理支持，使人们体验到社会网络支持的存在，有利于社会凝聚力的增强。

一定的资源投入是开展卫生服务的必备条件，但卫生资源的投入量并非获得健康效应的决定因素。只有合理使用既有卫生资源，科学地组织实施卫生服务，才能充分发挥卫生服务的基本功能，提高卫生服务的社会效益，促进人群整体健康水平的提高。

2．卫生服务需要与利用

（1）卫生服务要求：主要反映居民要求预防保健、增进健康、摆脱疾病、减少致残的主观愿望，不完全是由自身的实际健康状况所决定。居民的卫生服务要求可以体现在公众对政府卫生、环保等相关部门和机构的希望、要求和建议。如报纸杂志、广播电视节目中经常看到和听到的公众对改进社会卫生工作的呼声、反映和关注的焦点问题。在居民中组织专门的健康询问调查可以收集、了解居民的卫生服务要求。

（2）卫生服务需要：主要取决于居民的自身健康状况，是依据人们的实际健康状况与"理想健康状态"之间存在的差距而提出的对医疗、预防、保健、康复等服务的客观需要，包括个人觉察到的需要和由医疗卫生专业人员判定的需要，两者有时是一致的，有时是不一致的。当一个人觉察到有卫生服务需要时，才有可能去寻求利用卫生服务。当一个人未察觉到需要求医，而实际存在健康问题或患有疾病时，就不会有寻求卫生服务的行为发生，并对健康构成危险。发现未觉察到的卫生服务需要，最有效的方法是进行人群健康筛检，以确定哪些是已经发现了的需要，哪些是还没有被觉察到的潜在需要，这无论对于医疗服务还是预防保健工作都有积极的意义。

（3）卫生服务需求：是从经济学价值观出发，指在一定时期内、一定价格水平上人们愿意而且有能力消费的卫生服务量。一般可分为由需要转化而来的需求和没有需要的需求两类。其中，由需要转化而来的需求主要指人们的卫生服务需要只有转化为需求，才有可能去利用医疗卫生服务。但在现实生活中，并不是人们所有的卫生服务需要都能转化为需求。需要能否转化为需求，除了与居民本身是否觉察到有某种或某些卫生服务需要外，还与其收入水平、社会地位、享有的健康保障制度、交通便利程度、风俗习惯、卫生机构提供的服务类型和质量等多种因素有关。没有需要的需求通常是由不良的就医行为和行医行为造成的。有时居民提出的一些"卫生服务需求"，可能经医疗卫生专家按服务规范判定后认为是不必要的或是过分的需求。另一方面，在不规范的卫生服务市场条件下，医疗卫生人员也可能会诱导出不必要的需求。上述"求非所需"和"供非所求"的情况均导致没有需要的需求量大量增加。这类没有需要的需求者常常与真正需要卫生服务的人竞争有限的卫生资源，造成卫生资源的浪费和短缺。

（4）卫生服务利用：指需求者实际利用卫生服务的数量（即有效需求量），是人群卫生服务需要量和卫生资源供给量相互制约的结果，可以直接反映卫生系统为人群健康提供卫生服务的数量和工作效率，间接反映卫生系统通过卫生服务对居民健康状况的影响，但不能直接用于评价卫生服务的效果。

（5）卫生服务需要、需求、利用之间的联系主要表现在，卫生服务需求是由需要转化而来，理论上讲，如果人们的卫生服务需要都能转化为需求，需求就有可能通过对卫生服务的实际利用得到满足，但是现实情况并非如此。一方面，人们可能由于前述的种种主观和客观的原因，不能使需要转化为需求而未去寻求卫生服务利用；另一方面，由于卫生资源有限、配置不合理，以及存在服务质量差、效率低、资源浪费的现象，无论是由需要转化而来的需求还是没有需要的需求，都难以得到完全满足，实际满足与否及其满足程度取决于卫生服务的供给量。当供给量大于需求量（供大于求）时，需求将会得到满足；但供过于求时往往会导致卫生资源利用不足，如人员、床位、仪器设备等的闲置，利用效率低下。当供给量小于需求量（供不应求）时，需求不可能得到全部满足，就会出现等待就诊、等待住院等现象。

（三）卫生资源与健康

卫生资源的投入量及其分布对人群健康影响极大。在发展中国家及不发达国家，卫生资源投入不足的现象极为普遍，卫生资源分布不均匀在世界各国都存在。我国现阶段最突出的是城乡之间分配严重不合理，农村的卫生投入明显不足，尤其是预防保健方面的投入，很多乡镇当中，从事预防保健工作的人员是兼职人员，因为他们的基本收入都没有保证。卫生人力、费用、设施、装备、药品、信息和技术是卫生资源的主要组成部分，合理分配与有效使用卫生资源，对提高整体人群的健康水平具有重要意义。

任务实施

具体见表 1-2-1。

表 1-2-1　任务二中"任务导入"材料分析

分析思路	内容要点	注意事项
社会环境对人群的健康表现为综合性的作用	社会环境对人群健康的影响	
	卫生服务与人群健康的关系	
	卫生资源对人群健康的影响	

（郭嘉丽　刘　军）

模块二　社区食品与健康

社区食品卫生和食物中毒

任务目标

1. 掌握食品污染、食源性疾病、食物中毒的基本概念。
2. 熟悉社区常见食物的中毒原因、流行病学特点、临床表现。
3. 了解社区常见食物中毒的预防措施。

任务导入

2016年7月25日午后，某市一培训机构特训营食堂的就餐人员先后出现呕吐、腹泻等症状，至26日早，到医务室就诊的类似症状患者越来越多，部分症状严重的患者被送往附近医院治疗，约有80人就餐后出现类似症状。一位参加培训的同学介绍说，25日中午，他在特训营二楼的食堂就餐，吃的是土豆烧鸡块，很快就感觉肠胃不舒服，并出现呕吐、腹泻的症状。他同宿舍的几位同学也吃了土豆烧鸡块，都出现严重腹泻，大便为水样便，带黏液。班上同学的朋友圈里也出现了多个"求止泻药"的留言。

问题：此次事件能否判定为食物中毒？依据是什么？

相关理论知识

（一）食品污染及其预防

（1）食品污染的概念：食品污染是指在各种条件下，有毒有害物质进入食物，造成食品安全性、营养性和感官性状发生改变的过程。随着各种化学物质的不断产生和应用，有害物质的种类和来源也逐渐繁杂，食品从种植、养殖到生产、加工、贮存、运输、销售、烹调等过程中都有可能受到某些有毒有害物质污染。

（2）食品污染的分类：按污染物的性质，食品污染可分为生物性、化学性和物理性污染三类。

1）生物性污染：食品的生物性污染包括微生物、寄生虫及昆虫污染。其中以微生物污染范围最广、危害最大，主要有细菌与细菌毒素、霉菌与霉菌毒素及病毒的污染。寄生虫和虫卵，如囊虫、蛔虫、绦虫、肝吸虫、肺吸虫等，通过患者、病畜的粪便或通过水体、土壤污染食品。昆虫污染主要包括粮食中的甲虫、螨类、蛾类等。

2）化学性污染：食品的化学性污染种类繁多，来源复杂。主要包括：①来自生产、生活和环境中的污染物，如农药、兽药、有毒金属、多环芳烃化合物、N-亚硝基化合物等；②食品容器、包装材料、运输工具等接触食品时溶入其中的有害物质；③滥用食品添加剂；④在食品加工、贮存过程中产生的物质，如酒中有害的醇类等；⑤在违法掺假、制假过程中加入的物质，如在牛奶中掺入化学物质三聚氰胺。

3）物理性污染：主要有3类，①食品在生产、储藏、运输、销售等过程中发生的杂物污染，如粮食收割时混入的草籽等；②食品的违法掺杂使假，如粮食中掺入的沙石、肉类食物中注入的水等；③食品的放射性污染，主要来自放射性物质的开采、冶炼、生产、应用及意外事故造成的污染。

（3）食品污染的主要危害：食品受到污染后，不但营养价值降低，还可能对人体健康造成危害。比如影响食品的感官性状；造成食物中毒；引起机体的慢性危害；对人体的致畸、致突变、致癌作用。

（二）食物中毒

（1）食源性疾病：世界卫生组织（World Health Organization，WHO）将食源性疾病定义为"是指通过摄食方式进入人体内的各种致病因子引起的通常具有感染或中毒性质的一类疾病"。包括食物中毒、肠道传染病、食源性寄生虫病、人畜共患传染病及食物过敏等。其中，最常见的食源性疾病是食物中毒。

（2）食物中毒

1）食物中毒的概念：凡是由于经口进食正常数量、"可食状态"的含有生物性或化学性有毒物质以及动植物天然毒素食物而引起的，以急性感染或中毒为主要临床特征的疾病，均可称为食物中毒。食物中毒是最常见的食源性疾病，但不包括因暴饮暴食而引起的急性胃肠炎、寄生虫病以及食源性肠道传染病，也不包括因一次大量或长期少量多次摄入某些有毒、有害物质而引起的以慢性毒害为主要特征的疾病。

2）食物中毒的特点：食物中毒发生的原因各不相同，但发病具有共同特点。①发病呈暴发性，潜伏期短，来势急剧，短时间内可能有多数人发病，发病曲线呈突然上升又下降的趋势；②发病与食物有关，患者有食用同一污染食物史，流行范围与污染食物供应范围一致，停止污染食物供应后，发病终止；③中毒患者一般具有相似的临床表现，以恶心、呕吐、腹痛、腹泻等消化道症状为主；④中毒患者与健康人之间不直接传染。

3）食物中毒的流行病学特点：部分食物中毒具有明显的地区性，如我国肉毒梭菌毒素食物中毒多发生在西部地区；副溶血性弧菌食物中毒多发生在沿海各省。食物中毒的季节性与其种类有关，细菌性食物中毒主要发生在5~10月，化学性食物中毒全年均可发生。

4）食物中毒的分类：按病原物质可将食物中毒分为四类。①细菌性食物中毒：指摄入含有细菌或细菌毒素的食品而引起的食物中毒，是最多见的一类食物中毒，通常发病率较高，病死率因致病菌的不同而异。发病一般有明显的季节性，夏秋季高发。②真菌及其毒素食物中毒：指食用被真菌及其毒素污染的食物而引起的食物中毒。发病率及死亡率均较高。发病有较明显的季节性和地区性。③有毒动植物中毒：是指一些动植物本身含有某种天然有毒成分或由于贮存条件不当形成某种有毒物质，被人食用后所引起的中毒。
④化学性食物中毒：指食用化学性有毒食品引起的食物中毒。发病率和病死率较高，但发病没有明显的季节性和地区性，如亚硝酸盐引起的食物中毒。

（三）社区常见的细菌性食物中毒

细菌性食物中毒是最常见的一类食物中毒。根据病原和发病机制的不同，可将细菌性食物中毒分为感染型、毒素型和混合型三类。由活菌引起的食物中毒为感染型；由菌体产生的毒素引起的食物中毒为毒素型；部分食物中毒，因其发病与病原菌及其产生的毒素均有关，为混合型。

1. 沙门菌食物中毒

（1）病原：沙门菌属是肠杆菌科的一个重要菌属，种类繁多，能引起食物中毒的主要有鼠伤寒沙门菌、猪霍乱沙门菌、肠炎沙门菌等。沙门菌属不耐热，55℃ 1h、60℃ 15～30min 或 100℃数分钟即被杀死。

（2）流行病学特点

1）流行特点：中毒全年均可发生，以夏、秋两季高发，病例多集中在 5～10 月。以水源性和食源性暴发较为多见，青壮年多发，以农民、工人为主。

2）中毒食品：主要为动物性食品，尤其是畜肉类及其制品，其次是禽肉、蛋类、乳类及其制品。

3）食品中沙门菌的来源：沙门菌属广泛分布于自然界，在动物中有广泛的宿主，如猪、牛、马、鸡、鸭、鹅等。食品中沙门菌的主要来源为家畜、家禽的生前感染和宰后污染。生前感染指家禽、家畜在宰杀前已感染沙门菌，是肉类食品中沙门菌的主要来源。宰后污染指家畜、家禽在屠宰的过程中或屠宰后被带沙门菌的粪便、容器、污水等污染。

（3）临床表现：沙门菌食物中毒临床上有胃肠炎型、类霍乱型、类伤寒型、类感冒型和败血症型五种类型，以胃肠炎型最常见。其潜伏期短，一般为 4～48h，潜伏期越短，病情越重。中毒初期表现为头痛、恶心、食欲缺乏，以后出现呕吐、腹泻、腹痛、发热等症状。一日腹泻数次至十余次，主要为黄绿色水样便，少数带黏液和脓血。体温升高，可达 38～40℃。

（4）预防措施

1）防止沙门菌污染肉类食品：加强家畜、家禽屠宰前后的卫生检验，加强对肉类食品生产加工企业的卫生监督，加强对食品从业人员的卫生管理。

2）控制食品中沙门菌的繁殖：影响沙门菌繁殖的主要因素是温度和储存时间。沙门菌繁殖的最适温度是 37℃，但在 20℃以上便可以大量繁殖，因此，低温储存食品是控制沙门菌繁殖的重要措施。

3）彻底加热杀灭细菌：高温杀灭致病菌是防止食物中毒的关键措施。加热食品时，应注意肉块不宜过大，深部温度须达到 80℃以上，持续 12min；禽蛋煮沸时间达 8min 以上。

2. 副溶血性弧菌食物中毒

（1）病原：副溶血性弧菌又称嗜盐菌，在含盐 3%～3.5% 的培养基中生长最好。不是所有的副溶血性弧菌菌株都能致病。该菌不耐热，90℃ 1min 或者 56℃ 5min 可被杀灭；对酸敏感，对常用消毒剂的抵抗力很弱。日本学者用高盐血琼脂培养基观察溶血和不溶血，此现象称为"神奈川现象"。结果发现从食物中毒来源的菌株中，95% 是神奈川现象阳性的菌株。

（2）流行病学特点

1）流行特点：副溶血性弧菌广泛生存于近岸海水和鱼贝类食物中，热带和温带地区较多见。我国华东沿海城市发病率较高，夏秋季多见。

2）中毒食品：主要见于海产鱼、虾、贝类，其次为肉类、家禽和咸蛋等。

（3）临床表现：潜伏期一般为 14～20h。主要症状为上腹部阵发性绞痛、腹泻、呕吐、水样便等，重症者脱水，少数患者可出现意识不清。一般预后良好。

（4）预防措施

1）加强海产品卫生处理。

2）防止生熟食物交叉污染。

3．金黄色葡萄球菌食物中毒　是葡萄球菌肠毒素所引起的细菌性食物中毒。

（1）病原：金黄色葡萄球菌所产生的肠毒素是一组对热稳定的蛋白质，分为 A、B、C_1、C_2、C_3、D、E、F 8 个血清型，其中 F 型为引起中毒性休克综合征的毒素，其余各型均能引起食物中毒，A、D 型较多见，B、C 型次之。A 型毒力较强，B 型较弱。

（2）流行病学特点

1）全年均可发生，多见于夏秋季。

2）中毒食品：引起中毒的食品种类很多，主要是营养丰富且含水分较多的食品，如乳类及其制品、肉类、剩饭等，其次是熟肉类等。

3）食品中金黄色葡萄球菌的来源：人和动物的化脓性感染部位常成为污染源，如奶牛患化脓性乳腺炎时，乳汁中就可能带有金黄色葡萄球菌；畜禽有局部化脓性感染时，感染部位对其他部位造成污染；带菌从业人员也可能对各种食物造成污染。食物受到污染的程度越严重，葡萄球菌繁殖越快，越易形成毒素。一般在 37℃ 以下，温度越高，产生肠毒素所需时间越短。在 5～6℃ 时，需经 18d 才可产生肠毒素；在 20～37℃ 时，经 4～8h 即可产生肠毒素。

（3）临床表现：起病急，潜伏期短，一般在 2～5h。中毒表现为典型的胃肠道症状，主要有恶心、呕吐、腹痛、腹泻等，以呕吐最为显著。严重者呈喷射状呕吐，剧烈吐泻可导致虚脱。体温大多正常或略高。病程较短，一般在 1～2d 痊愈，病死率较低。儿童对肠毒素比成人更为敏感，发病率高于成人，病情也较成人严重。

（4）预防措施

1）防止金黄色葡萄球菌污染食物：防止带菌人群对各种食物的污染，定期对食品从业人员等进行健康检查，对患局部化脓性感染、上呼吸道感染者应暂时调换工作。防止对奶制品的污染，定期对奶牛进行卫生检查，奶牛患化脓性乳腺炎时，其乳汁不能食用。健康奶牛的乳汁挤出后，应迅速冷却至 10℃ 以下。此外，乳制品应以消毒奶为原料。

2）防止肠毒素的形成：食物应冷藏，或在低温、通风良好条件下储存食物。在气温较高的夏秋季节，食用前还应彻底加热，使食品所有部位的温度至少达70℃以上。

4．肉毒梭菌食物中毒

（1）病原：肉毒梭菌是一种革兰氏阳性厌氧菌，有芽孢，广泛分布于土壤、江河湖海的淤泥中。肉毒梭菌芽孢的抵抗力强，干热180℃5~15min或湿热5h才能杀灭。肉毒梭菌食物中毒是由肉毒梭菌产生的肉毒毒素所致。引起人类中毒的肉毒梭菌有A、B、E、F四型，其中A、B型最为常见。肉毒毒素是一种强烈的神经毒素，毒性比氰化钾强1万倍。

（2）流行病学特点

1）全年均可发病，主要发生在4~5月。

2）中毒食品：主要为家庭自制发酵食品，如面酱、臭豆腐、自制谷类或豆类发酵食品等；其次是肉类和罐头食品。

3）食品中肉毒梭菌的来源：食品中的肉毒梭菌主要来自被带菌土壤污染了的食品原料。在家庭自制发酵食品的过程中，缺氧环境为芽孢的形成和毒素的产生提供了条件，如果有冷食此类食品的习惯，更易引起中毒的发生。

（3）临床表现：潜伏期一般为12~48h，最短6h，长者可达8~10d，一次食入少量可形成蓄积性中毒。中毒主要表现为对称性脑神经受损的症状，如头晕、无力、视物模糊、眼睑下垂、吞咽困难、呼吸困难等，严重者常因呼吸衰竭而死亡。我国广泛使用多价抗肉毒毒素血清治疗，病死率由原来的30%~70%降至10%以下。

（4）预防措施

1）加强健康教育，养成不吃生酱、腐乳等家庭自制发酵食品的习惯。

2）家庭自制发酵食品时，对食品原料进行清洁处理后，彻底蒸煮。

3）食用前对可疑食物进行彻底加热是破坏肉毒毒素、预防肉毒梭菌食物中毒的可靠措施。

5．细菌性食物中毒的诊断原则与治疗原则

（1）诊断原则

1）发病有明显的季节性：多见于夏秋季。

2）共同暴露史：往往是共同用餐者一起发病，发病范围局限于食用某种致病食物的人群。

3）查明中毒原因：找到引起中毒的食品及其具体原因。

4）临床诊断：应符合该食物中毒的临床特征。

5）实验诊断：进行细菌学、血清学检查和动物实验，获取实验证据。

（2）治疗原则

1）迅速排出毒物：对潜伏期短的中毒患者，可通过催吐以促进毒物排出，或采取洗胃的方式排出毒物。对肉毒毒素中毒的早期患者，可用清水或1:4 000高锰酸钾溶液洗胃。

2）对症治疗：治疗腹痛、腹泻、纠正酸中毒及补液，抢救循环衰竭和呼吸衰竭。

3）特殊治疗：细菌性食物中毒一般可用抗生素治疗，但对葡萄球菌食物中毒者慎用。

肉毒毒素患者应尽早使用多价抗毒血清。

（四）社区常见的有毒动植物中毒

1. 河鲀鱼中毒　在我国，河鲀鱼主要产于沿海及长江下游地区，其味道虽然鲜美，但含有剧毒。

（1）有毒成分：主要为河鲀毒素，是一种神经毒素。河鲀毒素对热稳定，煮沸、盐腌、日晒均不能将其破坏。河鲀鱼体中所有组织都含有毒素，其中以卵巢毒性最大，肝脏次之。每年春季为河鲀鱼的产卵期，毒性最强。

（2）临床表现：河鲀毒素中毒发病急，潜伏期一般在 10min ~ 3h。早期症状为手指、口唇及舌感觉麻木或刺痛，然后出现恶心、呕吐、腹痛、腹泻等胃肠道症状，并伴有四肢无力、口唇及肢端麻痹。严重者全身麻痹、瘫痪、语言不清、血压和体温下降。一般预后较差，常因呼吸衰竭而死亡。

（3）预防措施

1）加强宣传教育：宣传河鲀鱼的毒性及危害，让群众认识到吃河鲀的做法是错误的；同时认识到不擅自吃不知名的鱼或未吃过的鱼。

2）加强监管，严禁出售鲜河鲀鱼。

2. 毒蕈中毒　蕈类又称蘑菇，属真菌植物。我国有可食用蕈 300 余种，其中毒蕈有 80 多种。由于毒蕈与食用蕈不易区别，常发生误食而中毒。

（1）有毒成分：毒蕈的有毒成分十分复杂，一种毒蕈可以含有几种毒素，而一种毒素又可存在于数种毒蕈之中。根据毒蕈毒素的毒作用特点，可将毒蕈毒素分为胃肠毒素、神经精神毒素、溶血毒素、肝肾毒素、类光过敏毒素，共 5 类。

（2）临床表现：毒蕈中毒的临床表现复杂多样，常分为以下 5 种类型。

1）胃肠型：毒素对胃肠道有刺激作用，引起胃肠炎症状。潜伏期短，一般在 0.5 ~ 6h。主要表现为剧烈恶心、呕吐，阵发性腹痛、腹泻等，不发热。经适当对症处理可迅速恢复，病程短，预后良好。

2）神经精神型：潜伏期一般在 1 ~ 6h，主要表现为明显的神经兴奋症状，如流涎、流泪、大量出汗、瞳孔缩小、脉缓等。少数病例可出现精神兴奋或抑制、精神错乱、幻觉等症状。部分患者有消化道症状。病程 1 ~ 2d，病死率低，无后遗症。

3）溶血型：潜伏期一般在 6 ~ 12h。主要表现为恶心、呕吐、腹泻、腹痛等胃肠道症状，发病 3 ~ 4d 后出现溶血性黄疸，肝大、脾大，少数人出现血红蛋白尿。病程 2 ~ 6d，病死率低。

4）肝肾损害型：此型中毒最为严重，病情凶险，死亡率极高。发生便腹泻等胃肠炎症状，称为胃肠炎期，多在持续 1 ~ 2d 后逐渐缓解；后转为假愈期，无明显症状，仅有乏力、食欲减退等。而实际上，此时毒素已逐渐进内脏，肝肾损害已开始，轻度中毒患者由此进入恢复期。重度中毒患者则进入内脏损害期，可出现肝大、黄疸、肝功能异常、肝昏迷，肾损害症状表现为少尿、无尿或血尿等，严重者可出现肾功能衰竭、尿毒症。此期症状严重、病死率高。经积极治疗，患者于 2~3 周后进入恢复期，各种表现逐渐消失而痊愈。

5）类光过敏型：表现为类似日光性皮炎的症状。身体暴露部位可出现肿胀，尤其是嘴唇肿胀外翻、指甲根部出血。

（3）预防措施：预防的根本措施是加强宣传教育，教育广大群众不要采集野生蘑菇食用。目前尚缺乏简单又可靠的鉴别毒蕈与食用蕈的方法，民间的一些识别经验仅可作参考。一般认为毒蕈有以下特点：颜色鲜艳，形态、气味怪异，不生虫、不长蛆，煮时能使银器变色、大蒜变黑等。

（五）社区常见的化学性食物中毒

社区常见的化学性食物中毒主要是亚硝酸盐中毒。常见的亚硝酸盐有亚硝酸钠和亚硝酸钾，呈白色和嫩黄色结晶状粉末，味咸涩，亚硝酸盐外观和味道与食盐相似。亚硝酸盐食物中毒指食用了含硝酸盐及亚硝酸盐的蔬菜或误食亚硝酸盐后引起的一种高铁血红蛋白血症。亚硝酸盐进入机体后，可使红细胞中正常的低铁血红蛋白氧化成高铁血红蛋白，失去携氧功能而引起组织缺氧。

（1）中毒原因：误将亚硝酸盐当作食盐食用而导致意外中毒事故；食用含有大量硝酸盐、亚硝酸盐的蔬菜，如不新鲜、未腌制成熟的蔬菜等；食用含过量硝酸盐或亚硝酸盐的腌肉制品；饮用含硝酸盐较多的苦井水等。

（2）临床表现：潜伏期一般在 1~3h，误食引起的中毒，潜伏期为 10~15min。主要有口唇、指甲及全身皮肤发绀等组织缺氧表现，伴有头晕、头痛、乏力、胸闷、心率加快、嗜睡、恶心、呕吐、腹痛、腹泻等，常因呼吸、循环衰竭而死亡。

（3）预防措施

1）加强对亚硝酸盐的管理，防止误食的发生。

2）加强对肉制品及其生产加工企业的监管，肉制品中硝酸盐和亚硝酸盐的添加量及残留量不得超过国家标准。

3）保持蔬菜新鲜，勿食存放过久或变质蔬菜，勿食未腌熟的腌菜等。

4）避免饮用苦井水。

任务实施

具体见表 2-1-1。

表 2-1-1　任务一中"任务导入"材料分析

分析思路	内容要点	注意事项
细菌性食物中毒的初步判断	食物中毒的特点	
	食物中毒的分类	
	几类常见细菌性食物中毒的临床表现	

（郭嘉丽　刘建华）

任务二

社区营养与健康

任务目标

1. 掌握合理营养基本概念。
2. 能制订较科学的膳食搭配方案。
3. 能运用所学知识在人群中开展膳食指导。

任务导入

近20年来，随着经济的发展，我国居民的饮食结构也发生了很大的变化。在动物性食物摄入量不断增加的同时，水果、蔬菜的摄入种类与数量，不但未随着市场上水果、蔬菜种类与数量的增多而增多，反而减少。主食摄入量明显下降，很多年轻人因为担心长胖而拒绝吃主食。

问题：分析你自己的饮食习惯是否有利于健康。

相关理论知识

（一）营养素的基本概念

营养是指人体摄入、消化、吸收和利用食物中营养物质以满足机体生理需要的生物学过程。人体为了维持正常的生理功能和满足学习及工作的需要，必须每日从食物中获得各种营养物质，以满足机体的正常生长发育、新陈代谢和工作、学习的需要，这些营养物质即营养素。人体所必需的营养素主要包括蛋白质、脂类、糖类、矿物质、维生素和水六大类。蛋白质、脂类和糖类摄入量及需要量较大，称为宏量营养素，也称为产热营养素；维生素和矿物质摄入量和需要量较小，称为微量营养素。

（二）社区常见食物的营养价值

食物是指各种供人食用或饮用的成品和原料，以及按照传统既是食品又是药品的物品，但不包括以治疗为目的的物品。食品的营养价值是指某种食品所含营养素和能量能满足人体营养需要的程度。食品营养价值的高低，取决于食品中营养素的种类是否齐全、数量的多少、相互比例是否适宜以及是否容易被人体消化吸收和利用。

1. **谷类**　包括大米、小麦，以及称作杂粮的玉米、高粱、小米、燕麦、荞麦、大麦等。谷类是我国居民的主食，是蛋白质和能量的主要来源，也是一些矿物质和B族维生素的重要来源。

（1）谷类的营养价值

1）蛋白质：谷类食物所含的蛋白质在7.5%~15%，主要为醇溶蛋白和谷蛋白，还有少量的白蛋白和球蛋白。谷类蛋白质所含的必需氨基酸不平衡，多数缺乏赖氨酸及苏氨酸，玉米缺乏色氨酸。因此，谷类蛋白质的营养价值较低。赖氨酸通常为谷类蛋白质的第一限制氨基酸。

2）糖类：谷类中糖类含量为70%~80%，其主要成分为淀粉，有少量纤维素等。淀粉经烹调加工后，在人体内的消化吸收率很高，是人类理想、经济的能量来源。

3）脂肪：谷类脂肪含量一般很低，多低于2%，但玉米和小米可达4%，主要存在于糊粉层和胚芽中，其中不饱和脂肪酸占80%以上，主要为油酸和亚油酸。

4）矿物质：谷类中矿物质含量为1.5%~3%，大部分存在于谷皮和糊粉层中。主要矿物质是磷和钙，谷类食物含铁较少。

5）维生素：谷类是B族维生素的重要来源，一般不含维生素C。

（2）谷类加工对营养价值的影响：谷类加工一般是经过碾磨除去部分谷皮成为米或面，以利于食用和消化吸收。谷粒所含的无机盐、维生素、蛋白质及脂肪大部分存在于谷粒的胚芽和表皮层中，过分提高加工精度，会使胚芽、谷皮连同各种营养物质转移到其副产品米糠、麸皮当中，造成营养素的丢失；反之，如果出粉率或出米率太高，虽然保留了较多的营养素，但产品中带有大量的谷皮，而使纤维素和植酸含量过高，也会妨碍蛋白质的吸收。

2. 豆类及其制品　豆类的品种很多，一般分为大豆类和其他豆类。大豆类包括黄豆、黑豆、青豆等；其他豆类包括豌豆、蚕豆、绿豆、小豆、芸豆等。豆制品是由大豆或其他豆类作为原料制作的食品，如豆浆、豆腐、豆腐干等，是我国居民膳食中优质蛋白质的重要来源。

（1）大豆的营养价值

1）蛋白质：大豆蛋白质含量较高，一般为35%~40%，是植物性食物中蛋白质含量最高的食品。

2）脂肪：大豆脂肪以不饱和脂肪酸居多，约占总脂量的85%。

3）糖类：大豆中糖类有一半是可供人体利用的可溶性糖，如阿拉伯糖、半乳聚糖和蔗糖，另一半是人体不能消化吸收和利用的棉籽糖和水苏糖，在肠道细菌作用下发酵产气，可引起肠胀气。

4）维生素：B族维生素在豆类中普遍含量较高，另外，大豆中含有维生素E、维生素K和胡萝卜素等，但干豆类几乎不含维生素C。

5）矿物质：豆类食物富含钙、铁、镁、磷、钾等，是膳食钙的良好食物来源。

大豆中含有一些抗营养因子，可影响人体对某些营养素的消化吸收，合理处理这些抗营养因子，能有效利用大豆的营养作用。

（2）其他豆类的营养价值：其他豆类主要有豌豆、蚕豆、绿豆、红豆、斑豆、小豆等。其蛋白质含量低于大豆，为20%左右；脂肪含量极少，为1%~2%；糖类占50%~60%，主要以淀粉形式存在。其他营养素与大豆近似，也是一类营养价值较高的食物。

（3）豆制品的营养价值：豆制品所包括的范围，不仅是以大豆为原料的豆制品，还包括其他豆类原料生产的豆制品。我国传统的豆制品是以大豆为原料制作而成，有非发酵性豆制品，如豆浆、豆芽、豆腐、豆腐干等；发酵豆制品，如腐乳、豆豉、臭豆腐等。

豆制品在加工过程中一般要经过浸泡、细磨、加热等一系列处理，去除了大豆所含的抗营养因子和大部分纤维素，使其消化吸收率明显提高。豆制品的营养素种类在加工前后变化不大，但因水分增多，营养素含量相对减少。

豆腐的蛋白质含量约为8%，由其制成的豆腐干或其他制品的蛋白质含量可达17%~45%，是生物价值较高的优质蛋白质。将大豆制成豆腐后，蛋白质消化率由65%提高到92%~96%，从而提升了大豆的营养价值。另外，豆腐也是钙和维生素 B_1 的良好来源。

豆浆的蛋白质含量近似牛奶，其中必需氨基酸种类齐全，铁的含量是牛奶的4倍，也是多种营养素含量丰富的传统食品。

豆芽是以大豆或绿豆发芽制成，除含原有营养成分外，还是维生素 C 的良好来源。

3. 蔬菜和水果类　蔬菜和水果种类繁多，是我国社区居民膳食的重要组成部分。蔬菜、水果富含人体所必需的维生素、矿物质和膳食纤维，含水分和酶类较多，含有一定量的糖类，蛋白质、脂肪含量很少。

（1）蔬菜的营养价值：蔬菜可分为叶菜类、根茎类、瓜茄类、豆荚类和花芽类，所含营养素因其种类不同，差异较大。

1）蛋白质：大部分蔬菜蛋白质含量很低，一般为1%~2%。鲜豆类平均可达4%。必需氨基酸中赖氨酸、甲硫氨酸含量较低。

2）脂肪：蔬菜脂肪含量极低，大多数蔬菜脂肪含量不超过1%。

3）糖类：大部分蔬菜含水分较多，产生的能量相对较低。糖类含量一般为4%左右，根茎类蔬菜可达20%以上。蔬菜所含糖类包括单糖、双糖和淀粉以及不能被人体消化吸收的膳食纤维。

4）矿物质：蔬菜中含有丰富的矿物质，如钙、磷、铁、钾、钠、铜等，其中以钾最多。钙、镁含量也较丰富，是我国居民膳食中矿物质的重要来源。

5）维生素：新鲜蔬菜是维生素 C、胡萝卜素、B 族维生素和叶酸的重要来源。维生素 C 一般在蔬菜代谢旺盛的叶、花、茎内含量丰富，与叶绿素的分布平行。一般深绿颜色蔬菜维生素 C 含量较浅色蔬菜高，叶菜中的含量较瓜菜中高。

（2）水果的营养价值：水果种类很多，根据果实的形态和生理特征分为仁果类、核果类、浆果类、柑橘类和瓜果类等。

1）蛋白质和脂肪：水果的营养素种类与特点新鲜水果含水分多，营养素含量相对较低，蛋白质、脂肪含量均不超过1%。

2）糖类：水果中所含糖类在6%~28%，主要是果糖、葡萄糖和蔗糖。水果还富含纤维素、半纤维素和果胶。水果含糖较蔬菜多，但因其种类和品种不同，含糖的种类和数量有较大差异。

3）矿物质：水果和蔬菜一样含有人体所需的各种矿物质，如钾、钠、钙、镁、磷、铁、锌、铜等，以钾、钙、镁、磷含量较多。除个别水果外，矿物质含量相差不大。

4）维生素：新鲜水果中维生素 C 和胡萝卜素含量较多，但 B 族维生素含量不高。水果中以鲜枣、草莓、橘、猕猴桃中维生素 C 含量较多，芒果、柑橘、杏等胡萝卜素含量较多。

（3）加工烹调对蔬菜水果营养价值的影响：根据蔬菜水果的营养特点，在加工烹调中应注意水溶性维生素及矿物质的损失和破坏，特别是维生素 C。蔬菜清洗不合理，如先切后洗或泡在水中，会使维生素 C 严重丢失，合理做法是先洗后切，或现炒现切。维生素 C 在 80℃以上时，快速烹调损失较少；凉拌加醋可减少维生素 C 损失。

4．肉、禽、鱼、蛋、奶类

（1）畜肉类的营养价值

1）蛋白质：主要分布在肌肉组织中，含量为 10%～20%。畜肉蛋白质含有充足的必需氨基酸，与人体氨基酸模式很接近，属于优质蛋白。此外，畜肉中含有能溶于水的含氮浸出物，包括肌凝蛋白原、肌肽、肌酸、肌酐、嘌呤和游离氨基酸等，使肉汤具有鲜味。

2）脂肪：畜肉脂肪含量因肥瘦程度及部位不同有较大差异。如猪肥肉脂肪达 90%，猪里脊肉为 7.9%。畜肉类脂肪以饱和脂肪酸为主，熔点较高，其主要成分是甘油三酯、少量卵磷脂、胆固醇和游离脂肪酸。胆固醇多存在于动物内脏。

3）糖类：畜肉中糖类含量很低，一般为 0.3%～0.9%，以糖原形式存在，主要分布在肌肉和肝中。

4）矿物质：畜肉矿物质含量为 0.8%～1.2%，主要有铁、磷等，钙含量低，其中铁以血红素形式存在，生物利用率高，是膳食铁的良好来源。

5）维生素：畜肉肌肉组织和内脏中的维生素种类和含量差异较大，肌肉组织中 B 族维生素含量较高，内脏中脂溶性维生素含量较高，如维生素 A、维生素 D 等。

（2）禽肉类的营养价值：禽肉包括鸡、鸭、鹅、鸽、鹌鹑等动物的肌肉、内脏及其制品。禽肉营养价值与畜肉相似，其氨基酸组成也与人体氨基酸模式很接近。且禽肉的脂肪含量较畜肉少，熔点较低，为 23～40℃，含 20% 亚油酸，易于消化吸收。此外，禽肉质地较畜肉细嫩，含氮浸出物多，故禽肉炖汤味道较畜肉鲜美。

（3）鱼类的营养价值

1）蛋白质：鱼类中蛋白质含量为 15%～25%。赖氨酸、亮氨酸含量较高，色氨酸含量较低。其营养价值与畜、禽肉相似，存在于鱼类结缔组织和软骨中的含氮浸出物主要是胶原和黏蛋白，是鱼汤冷却后形成凝胶的主要物质。

2）脂肪：鱼类的脂肪含量因鱼的种类不同差别很大，通常为 1%～3%。鱼类脂肪在肌肉组织中含量很少，主要分布在皮下和内脏周围。鱼类脂肪多由不饱和脂肪酸组成，占 80%，熔点低，常温下为液态，消化吸收率达 95%。鱼类脂肪中含长链多不饱和脂肪酸：如二十碳五烯酸（eicosapentaenoic acid，EPA）和二十二碳六烯酸（docosahexaenoic acid，DHA），具有降低血脂、防止动脉粥样硬化的作用。鱼类胆固醇含量约为 100mg/10g，但鱼籽含量较高。

3）矿物质：鱼类矿物质含量比畜肉高，如虾皮中钙含量高达 1 000mg/100g。

4）维生素：鱼肝中含有丰富的维生素 A 和维生素 D，其肌肉中含有较高的 B 族维生素。但某些生鱼中含有 B 族维生素分解酶，可破坏 B 族维生素。应避免生食并应彻底加热以破坏此分解酶。

（4）蛋类的营养价值：蛋主要指鸡、鸭、鹅、鹌鹑、火鸡等禽类的蛋。各种蛋的结构和营养价值基本相似，其中鸡蛋食用最普遍。蛋类制成的蛋制品有皮蛋、咸蛋、糟蛋、冰蛋、干全蛋粉、干蛋白粉、干蛋黄粉等。

1）蛋白质：蛋类含蛋白质约 12.8%，鸡蛋白含有人体所需各种氨基酸，且氨基酸模式与合成人体组织蛋白所需模式相近，易消化吸收，其蛋白质生物学价值接近 100，是最理想的天然优质蛋白质。

2）糖类：蛋类含糖类较少，蛋清中主要是甘露糖和半乳糖，与蛋白质结合；蛋黄主要是葡萄糖，大部分以与磷酸质、磷蛋白结合的形式存在。

3）脂肪：蛋类脂肪含量占 11%～15%，主要集中在蛋黄内，大部分为中性脂肪，还有一定量卵磷脂和胆固醇。

4）矿物质：蛋类的矿物质主要存在于蛋黄内，蛋清中含量极低。其中以磷、钙、钾、钠含量较多。

5）维生素：蛋类维生素含量较为丰富，而且种类较为齐全。绝大部分的维生素都集中在蛋黄内。蛋类的维生素含量受到品种、季节和饲料的影响。

（5）奶及奶制品的营养价值：奶类食品包括牛奶、羊奶和马奶及其制品，其中人们食用最多的是牛奶。奶类是一种营养素种类齐全、组成比例适宜、容易消化吸收、营养价值较高的优质天然食品。奶制品主要是由水、脂肪、蛋白质、乳糖、矿物质、维生素等组成的一种复杂乳胶体，水分含量占 86%～90%。

1）蛋白质：牛奶中蛋白质含量为 3.0%，以酪蛋白为主（占 79.6%），另外有 11.5% 的乳清蛋白和 3.3% 的乳球蛋白（乳球蛋白与机体免疫有关）。牛奶蛋白质的消化吸收率为 87%～89%，生物价 85，属于优质蛋白。

2）脂肪：乳脂肪含量为 3.0%，均匀分散在牛奶中，易于消化，吸收率高达 97%。

3）糖类：牛奶中糖类主要是乳糖，其含量为 4.5%～5.5%，比人乳（7.0%～7.86%）少，有调节胃酸、促进胃肠道蠕动和消化液分泌作用；还能促进钙的吸收和助长肠内乳酸杆菌繁殖，抑制腐败菌生长。

4）矿物质：牛奶中矿物质含量为 0.7%～0.75%，尤其是钙、磷、钾含量很高，且吸收率高，是钙的良好来源；铁含量低，用牛奶喂养婴儿时，应注意补充铁。

5）维生素：牛奶中含有人体所需的多种维生素，维生素含量与奶牛的饲养方式和季节有关。

（三）中国居民膳食指导

在《中国居民膳食指南（2022）》中，提出了膳食指导 8 大准则。

1．**食物多样，合理搭配**　坚持谷类为主的平衡膳食模式。每天的膳食应包括谷薯类、蔬菜水果、畜禽鱼蛋奶和豆类食物；平均每天摄入 12 种以上食物，每周 25 种以上，合理搭配；每天摄入谷类食物 200～300g，其中包含全谷物和杂豆类 50～150g；薯类 50～100g。

2．**吃动平衡，健康体重**　各年龄段人群都应每天进行身体活动，保持健康体重；食不过量，保持能量平衡；坚持日常身体活动，每周至少进行 5d 中等强度身体活动，累计 150min 以上；主动身体活动，最好每天 6 000 步。鼓励适当进行高强度有氧运动，加强抗阻运动，每周 2～3d；减少久坐时间，每隔 1 小时左右进行舒展活动。

3．**多吃蔬果、奶类、全谷、大豆**　蔬菜水果、全谷物和奶制品是平衡膳食的重要组成部分。餐餐有蔬菜，保证每天摄入不少于 300g 的新鲜蔬菜，深色蔬菜应占 1/2；每天吃水果，保证每天摄入 200～350g 的新鲜水果，果汁不能代替鲜果；吃各种各样的奶制品，摄入量相当于每天 300ml 以上液态奶；经常吃全谷物、大豆制品，适量吃坚果。

4．**适量吃鱼、禽、蛋、瘦肉**　鱼、禽、蛋类和瘦肉摄入要适量，平均每天 120～200g；每周最好吃鱼 2 次或 300～500g，蛋类 300～350g，畜禽肉 300～500g；少吃深加工肉制品；鸡蛋营养丰富，吃鸡蛋不弃蛋黄；优先选择鱼，少吃肥肉、烟熏和腌制肉制品。

5．**少盐少油，控糖限酒**　培养清淡饮食习惯，少吃高盐和油炸食品。成年人每天摄入食盐不超过 5g，烹调油 25～30g；控制添加糖的摄入量，每天不超过 50g，最好控制在 25g 以下；反式脂肪酸每天摄入量不超过 2g；不喝或少喝含糖饮料；儿童青少年、孕妇、哺乳期女性以及慢性病患者不应饮酒。成年人如饮酒，一天饮用的酒精量不超过 15g。

6．**规律进餐，足量饮水**　合理安排一日三餐，定时定量，不漏餐，每天吃早餐；规律进餐、饮食适度，不暴饮暴食、不偏食挑食、不过度节食；足量饮水，少量多次。在温和气候条件下，低身体活动水平成年男性每天喝水 1 700ml，成年女性每天喝水 1 500ml；推荐喝白水或茶水，少喝或不喝含糖饮料，不用饮料代替白水。

7．**会烹会选，会看标签**　在生命的各个阶段都应做好健康膳食规划；认识食物，选择新鲜的、营养素密度高的食物；学会阅读食品标签，合理选择预包装食品；学习烹饪、传承传统饮食，享受食物天然美味；在外就餐，不忘适量与平衡。

8．**公筷分餐，杜绝浪费**　选择新鲜卫生的食物，不食用野生动物；食物制备生熟分开，熟食二次加热要热透；讲究卫生，从分餐公筷做起；珍惜食物，按需备餐，提倡分餐不浪费；做可持续食物系统发展的践行者。

任务实施

具体见表 2-2-1。

表 2-2-1　任务一中"任务导入"材料分析

分析思路	内容要点	注意事项
结合自己近 3d 的食谱，进行分析	分类食物所含主要营养素	
	人体所需营养素	
	膳食宝塔	

（郭嘉丽　刘　军）

模块三　社区职业与健康

任务

社区职业与健康

任务目标

1. 掌握职业病、工作有关疾病、工伤的基本概念。
2. 了解职业性有害因素的来源、分类。
3. 能初步开展职业卫生有关的健康指导活动。

任务导入

2005 年 5 月，经某省疾病预防控制中心鉴定，该省某市某区辖下乡镇有 65 人被确诊为硅沉着病，其中Ⅲ期 16 人，Ⅱ期 32 人，Ⅰ期 17 人。时至当时已有 19 人死亡，疑似患者有 40 余人。据调查，十几年前，该区其他乡镇的 2 000 多名农民结伴到海南打工。其中，一家的三兄弟于 1998 年因咳嗽严重到医院检查，均患有肺结核，但经过多次治疗，不见好转。2000 年，三人同时被诊断为硅沉着病，于 2002 年至 2005 年间不幸离世。这批农民工大多在金矿从事井下风钻工、破碎工等接触粉尘的工作，主要采取国家禁止的干风钻掘进方式，矿主未向作业工人提供任何有效的防护用具，加之没有通风设备，工作时坑道内粉尘弥漫，环境十分恶劣。

问题 1：生产性粉尘会对健康造成什么危害？

问题 2：应如何预防这些危害的发生？

相关理论知识

人类在生产劳动过程中，多种因素可影响人体的作业能力和身体健康。不良的劳动条件，如生产环境存在有害因素、劳动负荷过大、生产环境条件过差，都可对劳动者健康产生损害，使劳动能力下降，导致职业病的发生。

（一）职业性有害因素及其来源

职业性有害因素是指在生产过程、劳动过程和生产环境中产生和 / 或存在的危害职业人群健康和影响劳动能力的各种因素，也称为生产性有害因素。

1. **生产过程中的有害因素**　生产过程是指产品由原材料加工到成品的全部工艺过程。在此过程中产生的有害因素可分为三类。

（1）化学因素：主要包括生产性毒物和生产性粉尘。

（2）物理因素：主要包括异常气象条件、噪声、振动、电离辐射、非电离辐射。

（3）生物因素：主要包括病原微生物、致病寄生虫。

2．劳动过程中的有害因素　劳动过程是指生产过程的劳动组织、操作体位和方式。其有害因素主要包括劳动组织和制度的不合理、劳动中精神过度紧张、劳动强度过大或安排不当、过度躯体紧张、不良劳动体位等。

3．生产环境中的有害因素　生产环境是指劳动者进行生产劳动时所处的外界环境。其有害因素主要包括厂房建筑或布置不合理、生产场所设计不符合卫生要求、缺少必要的卫生技术设施、缺少安全防护设备或个人防护用品等。

（二）社区常见的化学性职业有害因素

1．生产性毒物

（1）概述：在生产劳动过程中产生或使用的毒物称为生产性毒物，可来自原料、辅助材料、中间产品、半成品、成品、副产品及"三废"（工业污染源产生的废水、废气和固体废弃物）。存在于生产环境中的毒物形态主要有气体、蒸气、雾、烟尘、粉尘。飘浮在空气中的粉尘、烟、雾统称为气溶胶。

（2）生产性毒物进入人体途径

1）呼吸道：是最常见且最重要的途径。凡呈气体、蒸气和气溶胶形态的生产性毒物都可经呼吸道进入人体。由于肺泡总面积很大，肺泡壁很薄，肺泡间又有丰富的毛细血管，使肺泡对毒物的吸收极为迅速，且吸收后不经肝脏解毒即可进入血液循环，更增加了这条途径的重要性和引起职业中毒的危险性。呼吸道吸入毒物的量与空气中毒物的浓度、分散度、溶解度、接触时间及肺通气量、心输出量的大小等因素有关。

2）皮肤：毒物可通过无损伤的皮肤由皮脂腺和汗腺进入人体。毒物经皮肤吸收的剂量和速度，与毒物的溶解性、皮肤的完整性、皮肤的污染面积和程度、生产环境的气温和气湿等因素有关。经皮肤进入的毒物可不经肝脏解毒直接进入血液循环。

3）消化道：生产性毒物经消化道进入机体的概率较低，多因不遵守操作规程和不良卫生习惯所致，如在车间进食、喝水、吸烟等。经消化道进入的毒物，主要在胃和小肠吸收，大部分经肝脏解毒后进入体循环。

（3）生产性毒物在体内过程

1）分布：毒物被吸收后，随血流分布到全身。由于毒物的理化特性和对机体各组织器官的亲和力不同，表现出分布上的不均匀性。如铅先分布在肝、肾等组织中，后多集中在骨组织中；苯、二硫化碳等多分布在骨髓等富含脂肪、类脂质的组织中，并通过血—脑屏障作用于中枢神经系统。

2）转化：毒物吸收后受体内生化过程的作用，其化学结构发生改变，称为毒物的生物转化。转化过程包括氧化、还原、水解及结合。转化的结果有解毒与活化二种。

3）蓄积：毒物在某些器官或组织中逐渐积聚的现象称为蓄积。蓄积达到一定量后，可对机体造成损害，因此，蓄积是发生慢性中毒的基础。具有蓄积现象的毒物有铅、汞、锰、砷等。

4）排泄：进入体内的毒物可在转化前或后经呼吸道、肾脏和肠道排出。如铅、汞、锰等毒物可经肾脏和肠道排出；一氧化碳和某些有机溶剂可随呼吸排出。此外，铅、汞、砷等毒物还可随汗液、唾液、乳汁、月经排出。

2．生产性粉尘

（1）概述：生产性粉尘是指在生产过程中形成的能较长时间飘浮在空气中的固体微粒。其来源甚广，几乎所有工厂和矿山在生产过程中可产生粉尘，如矿山开采、粉碎、玻璃的原料加工等。根据其性质可分为无机粉尘、有机粉尘、混合性粉尘三类。

（2）粉尘的理化性质及卫生学意义

1）粉尘的化学组成：粉尘的化学成分决定了粉尘对机体的毒害作用的性质和程度。如吸入含游离二氧化硅的粉尘可引起硅沉着病，含铅、锰等有毒物质的粉尘可引起相应的中毒，含棉、麻等有机粉尘可引起呼吸道炎症和变态反应。

2）粉尘的浓度：生产环境空气中的粉尘浓度越高，人体吸收量越多，对人体的危害越大。粉尘浓度常以每立方米空气中所含粉尘量（mg）来表示。

3）粉尘的分散度：分散度是指物质被粉碎的程度。粉尘的粒径大小用微米（μm）表示。粒径越小，分散度越高，沉降速度越慢，飘浮在空气的时间越长，吸入体内的机会也越多。分散度与尘粒在呼吸道的阻留有关。一般15μm以上的尘粒，可很快降落地面，即使吸入，大部分可阻留鼻腔；15μm以下的粉尘可较长时间悬浮在空气中，吸入后大部分在呼吸道内沉着，称为可吸入性粉尘；5μm以下的尘粒可达呼吸道深部和肺泡，称为呼吸性粉尘。

4）其他：如坚硬的尘粒能引起呼吸道机械性损伤；粉尘的比重愈大，愈接近球形，沉降速度愈快，进入机体的概率就相对愈小；某些有毒粉尘（如铅、砷等），随溶解度增加，对人体的危害增强；可氧化的粉尘（如煤、面粉、糖、硫磺、铅、锌等），在达到一定的浓度时，一旦遇到明火、电火花和放电性，即会发生爆炸。

（3）粉尘对健康的危害：由于生产性粉尘的理化性质不同，对机体的危害也不同。

1）肺尘埃沉着病：又称"尘肺"，是长期吸入生产性粉尘而引起的以肺组织纤维化为主的全身性疾病，是接触矽尘作业中对劳动者危害最严重的一类职业病。

2）局部作用：经常接触粉尘，可引起皮肤、眼的疾病，如皮肤感染、毛囊炎、脓皮病等，金属粉尘还可引起角膜损伤等。接触有机粉尘，对呼吸道黏膜产生刺激作用，易引起继发感染，成为鼻炎、咽炎、慢性支气管炎的发病原因。

3）全身中毒作用：吸入各种毒物的粉尘可引起全身中毒，如吸入铅尘和砷尘可分别引起铅中毒和砷中毒等。

4）变态反应：吸入某些含有变应原的粉尘，如棉尘、大麻尘等可引起支气管哮喘、职业性过敏性肺炎等。

5）其他作用：某些粉尘具有致癌作用，如接触放射性粉尘可致肺癌，接触石棉粉尘可致间皮瘤。而有些粉尘可携带病原菌，吸入后可引起生物性感染。

（三）职业性病伤

职业性有害因素在一定条件下对劳动者的健康和劳动能力产生不同程度的损害，称为职业性病伤。职业性病伤可分为职业病、工作有关疾病、工伤三大类。

1. 职业病　劳动者接触职业性有害因素的强度、时间和剂量超出人体的耐受限度，导致功能性或器质性病变，出现相应的临床表现而影响劳动能力，这类疾病统称为职业病。2018年12月29日发布的《中华人民共和国职业病防治法（2018年修订版）》中规定，职业病"是指企业、事业单位和个体经济组织的劳动者在职业活动中，因接触粉尘、放射性物质和其他有毒、有害物质等因素而引起的疾病"，即法定职业病。

2013年12月23日，国家卫生计生委、安全监管总局、人力资源社会保障部、全国总工会联合印发了最新的《职业病分类和目录》，将职业病名单确定为10大类132种：职业性尘肺病及其他呼吸系统疾病19种、职业性放射性疾病11种、职业性化学中毒60种、物理因素所致职业病7种、职业性皮肤病9种、职业性眼病3种、职业性耳鼻喉口腔疾病4种、职业性传染病5种、职业性肿瘤11种、其他职业病3种。

（1）职业病的特点

1）病因明确：病因即职业性有害因素，这些因素可直接或间接、个别或共同地发挥作用。

2）存在剂量-反应关系：其病因是可定量检测的，有害因素的接触水平、时间与发病率或机体受损程度有明显的关系。

3）发病群发性与个案性：接触同一种职业性有害因素的人群中有一定数量的职业病病例发生，很少出现单一患者的现象。但也不可忽视个案发病的特异性，如慢性中毒的患者常以个案出现。

4）临床疗效多不满意：多无特效治疗方法和治疗药物，如能早期发现，处理得当，预后良好。

5）发病可以预防：由于病因明确，控制和消除病因，职业病可以预防。

（2）职业病的诊断：职业病的诊断是一项政策性和科学性很强的工作，既关系到劳动法令的执行、现场劳动条件的评价，还涉及国家、企业和患者的利益。根据《中华人民共和国职业病防治法（2018年修订版）》规定，职业病诊断应当由省级人民政府卫生行政部门批准的医疗卫生机构承担。诊断依据应包括职业接触史、现场危害调查与评价、临床表现以及辅助检查三方面资料。

（3）职业病的报告：急性职业病应在12~24h之内向患者所在地卫生监督机构报告。凡有死亡或同时发生3名以上急性职业中毒以及发生1名职业性炭疽，初诊医疗机构应当立即电话报告卫生行政主管部门或卫生监督机构。有关用人单位也应当按照规定的时限和程序进行报告。发现或怀疑为非急性职业病或急性职业病紧急救治后的患者时，及时明确诊断，并按规定向卫生监督机构报告。对确诊的非急性职业病患者如尘肺病、慢性职业中毒和其他慢性职业病，应在15d内报告，分别填报《尘肺病报告卡》和《职业病报告卡》，按卫生行政主管部门规定的程序逐级上报。

2．工作有关疾病　指与劳动组织、生产场所条件、工作本身和工作时接触的有害因素有关的一组疾病，也称职业性多发病。如高温作业工人发生消化道疾病、井下作业环境使关节炎发病率增加、粉尘作业工人的上呼吸道炎症、建筑工人的肌肉骨骼疾病（如腰背痛）等。其病因所致临床表现为非特异性的，如生产环境中的毒物、物理因素对心血管病也有一定影响。

3．工伤　指劳动者在从事生产劳动过程中，由于各种原因引起机体组织的突发性意外损伤。可分为机械伤、烧伤、化学伤及电伤等。

（四）职业病的预防措施

职业病的发生取决于劳动者的接触、职业性有害因素的种类以及职业性有害因素作用条件，这三者的因果联系决定了职业病的可预防性。因此，应坚持预防为主，积极采取三级预防措施，消除或减少这些危害因素，才能防止职业病的发生。

1．一级预防　即病因预防，是消除或控制职业性有害因素，预防职业病发生的根本性措施。

（1）工程技术措施

1）科学设计厂房建筑，产生有毒物质的作业应单独设立车间，治理各种有害物质的设施必须与主体工程同时设计、同时施工、同时投产。

2）改变生产工艺，用低毒物质代替有毒物质，禁止使用某些已证明了有致癌作用的物质。

3）生产过程实行机械化、自动化和密闭化，最大限度减少工人直接接触机会。

4）加强通风、除尘、排毒措施，降低有害物质在空气中的浓度。

（2）组织措施：工矿企业应贯彻落实各项卫生法规，合理安排劳动过程，建立健全劳动制度。卫生机构应加强劳动卫生监督，对现有企业执行劳动卫生法规和卫生标准情况进行检查，在企业设计与投产前进行审查和鉴定。

（3）卫生保健措施

1）加强职业健康教育，提高劳动者自我保健意识，严格遵守安全操作规程，注意个人卫生，做好个人防护。

2）做好就业前的健康检查和定期检查，及时发现就业禁忌和发生职业疾病的可疑征象。

3）在保证平衡膳食基础上，根据接触毒物的性质及作用特点，合理供给保健食品，适当补充某些特殊需要的营养成分，增强机体抵抗力，保护受影响的器官，发挥营养物质的解毒作用。

2．二级预防　为临床前期预防，对职业病做到早期发现、早期诊断和早期治疗是二级预防的主要内容。其主要措施有以下两点。

（1）对职业人群开展普查、筛检、定期健康检查、群众自我检查、高危人群的重点项目检查等方法，及早发现、明确诊断，使患者能得到及时的治疗和处理。

（2）定期监测生产环境中有害物质的浓度，如超过国家规定标准，应及时查明原因，采取防治措施。

3．三级预防　为临床预防。患者在明确为职业病后，应得到及时、合理的处理，防止恶化或复发，以及劳动能力的丧失。对慢性职业病患者，通过医学监护，预防并发症和伤残。对已经丧失劳动能力或伤残者，应进行康复治疗，努力做到病而不残，残而不废，延长寿命。

三级预防措施的有效施行，必须在地方政府领导下，企业各级管理部门及业务单位共同协作配合，认真贯彻国家的法律法规、方针政策，结合本单位情况，制订出的具体措施才能落实。

任务实施

具体见表 3-0-1。

表 3-0-1　任务中"任务导入"材料分析

分析思路	内容要点	注意事项
生产性粉尘的来源和健康危害及职业病的三级预防	生产性粉尘的来源	
	生产性粉尘的健康危害	
	职业病的三级预防措施	

（郭嘉丽）

模块四　社区疾病预防与控制

社区传染性疾病的预防与控制

任务目标

1. 掌握传染病的概念。
2. 熟悉传染病发生的基本条件、流行过程的三个环节。
3. 了解传染病预防控制措施。

任务导入

2020—2022 年，在某农村开展呼吸系统传染病的健康宣教活动中，强调了"出门佩戴口罩""不聚集""接种疫苗"等措施。

问题：以上措施在预防传染病流行的哪个环节发挥了作用？

相关理论知识

（一）传染病概述

传染病是由各种病原体引起的，并在适宜的条件下能在人与人、动物与动物或人与动物之间相互传播的疾病。

1. 传染病发生的基本条件

（1）病原体是指能够引起宿主致病的各种生物体，包括细菌、病毒、真菌和寄生虫等。病原体侵入人体后能否致病，主要取决于病原体的数量、变异及侵入门户等因素。

（2）宿主是指在自然条件下被病原体寄生的人或动物。当宿主具有充分的抵抗力和免疫力时，病原体则难以入侵，或入侵后被排除和消灭，不能导致感染或疾病。

（3）感染过程指病原体进入机体后，病原体与机体相互作用的过程，即感染发生、发展、结束的整个过程，是在个体中发生的现象。

2. 传染病流行过程　传染病的流行过程是指传染病在人群中发生、发展和终止的过程。构成流行过程必须具备传染源、传染途径和对传染病易感的人群三个基本环节，只有当这三个基本环节同时存在，并相互作用时，才能造成传染病的发生与流行。

（1）传染源：是指体内有病原体生长、繁殖，并能排出病原体的人或动物。具体来说，传染源是指传染病患者、病原体携带者和受感染的动物。

（2）传播途径：是指病原体从宿主排出后，侵入新的易感宿主之前，在外环境中所经历的全部过程。传播途径包括经空气传播、经水传播、经食物传播、经接触传播、经媒介节肢动物传播、经土壤传播、医源性传播和垂直传播。传染病可通过一种或多种途径传播。

（3）人群易感性：对某种传染病缺乏免疫力，容易受感染的人群称为易感人群，其中的个人称为易感者。人群作为一个整体对传染病容易受感染的程度称人群易感性，人群对某种传染病易感水平的高低，取决于易感者在该人群中所占的比例及其分布情况，也与人群的一般健康状况有关。

（4）疫源地与流行过程

1）疫源地：指传染源向周围排出病原体所能波及的范围，每个传染源可单独构成一个疫源地，但一个疫源地内可同时存在一个以上的传染源。一般把范围较小的疫源地或单个传染源所构成的疫源地称疫点。范围较大的疫源地或若干疫源地连成一片称疫区。

2）流行过程：每个疫源地均由它前一个疫源地引起，而它又是发生新疫源地的基础。一系列相互联系、相继发生的疫源地构成传染病的流行过程。疫源地被消灭，流行过程也就中断。

3）流行强度：① 散发，某病在一定地区或国家其发病率维持在历年水平。一般多用于区、县以上的范围。各个病例在时间和空间上常无联系。② 流行，某地区某病的发病率显著超过历年发病率的水平。③ 大流行，某病发病率远远超过流行时的发病率水平。它的特点是传播迅速，大流行可超越国界而波及许多国家。

（二）传染病防治措施

1．第一级预防　是在疫情未出现时对易感人群和可能存在病原体的外环境、媒介昆虫、动物等所采取的预防性措施。

（1）健康教育：核心是通过提倡有益健康的行为和生活方式来预防疾病。健康教育工作包括面向全社会的卫生宣传工作和面向学校的卫生保健教育，以及卫生保健指导、健康咨询、家庭探视和卫生监测等。其内容包括针对不同病种有计划、有目的地向群众讲解防治传染病的知识，及时让群众了解不同季节和时期传染病的发生情况、危害及防治方法。

（2）改善卫生条件：采取涉及环境卫生、食品卫生、个人卫生的措施，主要内容包括改善饮用水的卫生条件、实施饮水消毒，提供符合国家卫生标准的饮用水；认真贯彻食品卫生法，加强食品卫生监督；有计划地建设和改造公共卫生设施；对生活"三废"（污水、污物、粪便）实施无害化处理；对公共场所开展经常性的消毒、杀虫、灭鼠工作，消除媒介昆虫、动物等传播传染病的危害。

（3）卫生检疫：分为国境卫生检疫、国内卫生检疫和疫区卫生检疫。国境卫生检疫是指国境卫生检疫机关依照有关法规，对进出国境人员、交通工具、货物、行李和邮件等实施的医学观察、卫生检查和必要的卫生处理，防止传染病由国外传入或由国内传出。国内卫生检疫是指对国内交通进行的卫生检疫。疫区卫生检疫是指当国内某地区有应检疫的传染病存在的时候，有关部门可宣布该地区为疫区，并限制疫区与非疫区的交往，对疫区进行检疫，以防传染病的传播。具体依照我国对外政策和《中华人民共和国国境卫生检疫法》《中华人民共和国国境卫生检疫法实施细则》所规定的各项办法实施卫生检疫。

（4）预防接种：又称人工免疫，是将生物制品接种到人体内，使机体产生对某传染病的特异性免疫力，以提高人群免疫水平，预防传染病的发生与流行。预防接种最重要的是保证接种者的安全有效，因此，必须根据传染病疫情和人群免疫状况分析，按照科学的免疫程序，有计划地对易感人群进行预防接种。

2．第二级预防 是指疫情发生后，采取的针对传染源、传播途径和易感人群三个环节的预防措施。

（1）疫情管理：对所发生的每一例传染病患者及其疑似患者应按规定及时报告和登记，定期进行统计、分析、预测、预报和疫情交换。要重视疫情报告真实性，及时、准确和完整地掌握传染病疫情资料，如实报告疫情，不能隐瞒。目前，我国法定传染病共41种，其中甲类传染病2种，乙类传染病28种，丙类传染病11种。甲类传染病包括鼠疫和霍乱。乙类传染病包括：传染性非典型肺炎、人感染H7N9禽流感、艾滋病、病毒性肝炎、脊髓灰质炎、人感染高致病性禽流感、麻疹、流行性出血热、狂犬病、流行性乙型脑炎、登革热、炭疽、细菌性和阿米巴性痢疾、肺结核、伤寒和副伤寒、流行性脑脊髓膜炎、百日咳、白喉、新生儿破伤风、猩红热、布鲁氏菌病、淋病、梅毒、钩端螺旋体病、血吸虫病、疟疾、新型冠状病毒感染、猴痘，共28种；丙类传染病包括：流行性感冒、流行性腮腺炎、风疹、急性出血性结膜炎、麻风病、流行性和地方性斑疹伤寒、黑热病、棘球蚴病、丝虫病、除霍乱、细菌性和阿米巴性痢疾、伤寒和副伤寒以外的感染性腹泻、手足口病，共11种。对于甲类传染病和肺炭疽、传染性非典型肺炎、脊髓灰质炎等按照甲类管理的乙类传染病，要在2h内通过网络直报；对于其他乙类和丙类传染病要在24h内通过网络直报；无网络直报条件的，规定时间内电话报告并寄出《传染病报告卡》至代报单位。

（2）传染源的管理

1）对患者的措施：关键在于广泛开展卫生宣传，普及群众卫生常识，增强群众识别传染病的能力。建立健全传染病报告网络，动员群众互报、自报；开展疾病普查、健康检查和卫生检疫等，做到"五早"：即早发现、早诊断、早报告、早隔离、早治疗。对确诊的传染病患者，按《中华人民共和国传染病防治法》的规定进行实施分级管理。

2）疑似患者的管理：对疑似患者，应尽早明确诊断。甲类传染病和传染性非典型肺炎的疑似患者必须在指定场所进行隔离医学观察、治疗和送检病原学标本，当地卫生防疫机构应在两日内明确诊断；乙类传染病疑似患者，在医疗保健机构指导下治疗或隔离治疗，并在2周内明确诊断；传染病疑似患者必须接受医学检查、随访和隔离治疗措施，不得拒绝医疗保健机构和卫生防疫机构所作出的安排。

3）对病原携带者的措施：许多传染病均有病原携带者，按其危害程度的不同，可在该地按病种进行有目的性的检查，如新生入学、新兵入伍、招工健康体检可发现病原携带者，对发现的病原携带者应做好登记；对传染病恢复期患者应密切注意追踪接触者。对特殊职业如托幼机构、水厂、饮食业、牛奶厂的人员应定期进行健康体检，一旦发现病原携带者就要依法进行管理、治疗、调换工作岗位。艾滋病、病毒性肝炎和疟疾的病原携带者严禁做献血员。

4）对接触者的管理：接触者指曾经接触传染源而有可能受感染者。接触者都应该接受检疫，检疫期限从最后接触之日算起相当于该病的最长潜伏期。对甲类传染病的接触者必须进行留验，应限制其活动范围，在指定的场所进行观察、检验和治疗。乙类传染病和丙类传染病的接触者一般可正常工作和学习，不限制其活动，但要接受体检、测量体温，病原学检查和必要的卫生处理。艾滋病、淋病和梅毒患者的性伴侣应按规定接受检查和采取防治措施，直至确认无染疫。

5）对动物传染源的管理：有经济价值、对人类危害不大的动物，如家畜，应予隔离治疗；无经济价值且危害较大的动物，应予消灭，如灭鼠；对危害性较大的病畜和野生动物，应予以捕杀、焚烧或深埋，如患疯牛病和炭疽病的家畜，患狂犬病的狗、野狗等。另外要做好家畜和宠物的预防接种和检疫工作。

（3）对传播途径的措施：切断传播途径是许多传染病防治的主要措施，其内容包括预防性消毒和疫源性消毒、杀虫和一般卫生措施等。消毒、杀虫的目的在于消除外环境中传播媒介上的病原体和能传播传染病的节肢动物。一般卫生措施主要是做好饮食卫生、饮水消毒、粪便无害化处理、环境卫生、居住卫生和个人卫生等。不同的传染病其传播途径不同，因而采取的措施也不相同。

（4）对易感者的措施：当发生传染病时，被动免疫是保护易感者的有效措施，如注射胎盘球蛋白或丙种球蛋白，对预防麻疹、流行性腮腺炎、甲型肝炎等均有一定效果。在某些传染病流行时，可以进行药物预防，如磺胺类药物预防流行性脑脊髓膜炎。当发生传染病时，要做好个人防护，针对不同种类的传染病可戴口罩、手套、鞋套，穿隔离衣，使用蚊帐、安全套（避孕套）等，都可起到一定的个人防护作用。

3．第三级预防　即对传染病患者进行正确、及时、有效的治疗，彻底治愈传染病患者，其目的是尽早终止传染过程，减弱或消除传染源的作用，防止传染病患者成为病原携带者。应极力减少疾病的不良反应，防止疾病复发、转移和恶化；减少疾病所造成的损害和残疾，降低并发症发生率；对伤残者应进行康复治疗。

任务实施

具体见表 4-1-1。

表 4-1-1　任务一中"任务导入"材料分析

分析思路	内容要点	注意事项
传染病在个体发病和在人群流行都需要满足一定的条件	传染病的发生条件	
	传染病的流行环节	
	传染病的防控措施	

（张　皓　郭嘉丽）

社区慢性非传染性疾病的预防与控制

任务目标

1. 掌握心脑血管疾病和糖尿病的健康危险因素。
2. 熟悉肿瘤的健康危险因素。
3. 了解慢性非传染性疾病的预防措施。

任务导入

患者，女，51 岁。患 2 型糖尿病 7 年，经口服药治疗，血糖控制一直不理想。某日早晨"因恶心、呕吐、呼吸困难"来医院就诊。医生检查发现患者消瘦脱水、血压降低，经化验后诊断为酮症酸中毒，准备使用胰岛素治疗。但患者及家属坚决拒绝胰岛素治疗，无论医生怎么解释都不能说服。最后，患者因害怕医生给她使用胰岛素而强行离院。当天晚上，患者发生昏迷，再次被送到急诊科。医生检查：患者严重酮症酸中毒，血压未能测及，急性肾功能衰竭，生命垂危。经积极抢救后，患者恢复。

问题：针对以上病例，如何做好糖尿病的预防和控制？

相关理论知识

（一）心脑血管疾病

所谓心脑血管疾病是指心脏和动脉血管发生硬化而引起心脏和脑的缺血或出血的心血管疾病和脑血管疾病的统称，泛指由于高脂血症、血液黏稠、动脉粥样硬化、高血压等所导致的心脏、大脑及全身组织发生缺血性或出血性疾病的通称，是当今人类生命和健康受到严重威胁的疾病之一。心脑血管疾病的发病率高，致残率及死亡率也高，给患者、家庭带来极大的痛苦，为社会带来极大的经济损失。在心脑血管疾病中，危害人民健康最严重的、主要致死的是脑卒中和冠心病，而高血压是两者的基础。

1. **冠心病**　主要危险因素有高血压、高脂血症、不良行为生活方式、不良情绪、超重肥胖、糖尿病、遗传等。

（1）高血压：是冠心病中最重要的危险因素，收缩压（systolic blood pressure，SBP）和舒张压（diastolic blood pressure，DBP）的血压水平均与冠心病的危险程度相关。血压愈高，动脉粥样硬化程度愈严重，发生冠心病或心肌梗死的可能性也明显增高。患高血压的同时如果合并其他危险因素时，所表现出的危害大于单纯的血压升高。血压升高通常伴有高脂血症、高血糖、纤维蛋白原升高和心电图异常，这些都将增加冠心病的发病危险。

（2）高脂血症：是指血中甘油三酯和胆固醇增高，它是动脉硬化形成的主要因素，是诱发冠心病的重要危险因子。

（3）不良的行为生活方式

1）吸烟：是冠心病的重要危险因素之一。烟草中含有许多有害物质，其中尼古丁可刺激血管收缩，使血管内膜受损，亦可引起冠状动脉痉挛，诱发心绞痛和心肌梗死。香烟中的一氧化碳进入血液与氧气争夺血红蛋白，与之形成大量的碳氧血红蛋白，从而使氧合血红蛋白减少，导致心肌缺氧。

2）过量饮酒：饮酒与冠心病的关系较为密切。过量饮酒可增加心脏的负担，酒精又会直接损害心肌，还可使血液中的甘油三酯含量增高，促进冠心病的形成。

3）缺乏体力活动：随着生活方式的现代化，体力活动及体力劳动强度趋向下降、时间趋向减少，生活节奏的加快，缺乏体力活动人群，冠心病的危险程度增加。

4）不合理的饮食：经常食用动物脂肪、动物内脏等富含胆固醇和饱和脂肪酸的动物性食物，易使血脂增高，促进动脉硬化的形成和发展，导致冠心病的发生。

（4）情绪：精神紧张、忧虑、时间紧迫感等均可使血脂增高，使冠心病发病率增加。在冠心病中，以性情急躁、进取心和竞争性强的所谓 A 型性格所占的比例为高。

（5）超重和肥胖：超重和肥胖是冠心病的危险因素。

（6）糖尿病：罹患糖尿病不仅有糖代谢异常，还有脂代谢紊乱如血清胆固醇升高，引起心脏营养障碍，左室舒张期顺应性降低，收缩功能异常，易导致心脏功能衰竭等。

（7）遗传：许多研究已证实冠心病有明显的家族聚集现象，且多数学者的研究结果表明冠心病的遗传方式为多基因遗传。

2．脑卒中　主要危险因素有高血压、动脉粥样硬化、心脏病、吸烟和饮酒、高脂血症和肥胖、糖尿病等。

（1）高血压和动脉粥样硬化：高血压是脑卒中的一个最重要独立的危险因素。脑卒中主要的病理基础者是动脉粥样硬化，脑卒中患者中约有 70% 的人患动脉硬化，脑卒中的发生和动脉硬化的发展程度有直接关系。

（2）心脏病：各种原因所致的心脏损害也是脑卒中的重要危险因素。

（3）吸烟和饮酒：大量的研究资料证明，吸烟可加速血管动脉粥样硬化，使脑卒中的发病提前。过量饮酒或长期饮酒则可增加出血性脑卒中的危险性。

（4）高脂血症和肥胖：研究发现，在血脂增高伴有高血压者发生脑梗死的危险性为既无高血压又无高血脂的 10 倍。

（5）糖尿病：也是脑卒中的重要危险因素之一，特别是缺血性脑卒中。

3．三级预防措施　心脑血管疾病的防治应遵循综合治理的原则，认真落实"三级预防"措施，才能够取得较好的效果。

（1）第一级预防：消除或减少致病的危险因素，以达到降低发病的可能性。包括开展健康教育、指导合理膳食、禁烟限酒、适量运动、预防超重和肥胖、心理平衡、控制高血压等。

（2）第二级预防：实施早期发现、早期诊断、早期治疗的"三早"措施，重要手段有普查、筛检、定期健康体检、高危人群重点项目检查以及设立专科门诊。

（3）第三级预防：指针对发病后期的心脑血管疾病患者进行合理、适当的康复治疗措施，防止病情恶化，预防严重并发症，防止伤残的发生，尽量延长有活力健康期望寿命。对已丧失劳动能力或伤残者进行康复治疗，开展功能性及心理康复指导，建立社会康复组织，开展家庭护理和社会伤残服务，使患者尽量恢复生活和劳动能力，克服患者的孤立感和社会隔离感，以减少患者的身心痛苦，提高他们的生活质量。

（二）糖尿病

WHO 专家咨询委员会提出，糖尿病是一种常见的内分泌 - 代谢疾病，由遗传因素、免疫功能紊乱、微生物感染及其毒素、自由基毒素、精神因素等多种病因引起代谢紊乱，其特点是慢性高血糖，伴有胰岛素分泌不足和 / 或作用障碍，导致碳水化合物、脂肪、蛋白质代谢紊乱，造成多种器官的慢性损伤、功能障碍衰竭。患者表现为多尿、多饮、多食和消瘦，即"三多一少"症状。重症或应激时可发生酮症酸中毒或其他急性代谢紊乱。我国于 1999 年正式采用新的分类，将糖尿病分为 4 型，即 1 型糖尿病、2 型糖尿病、妊娠糖尿病（gestational diabetes mellitus，GDM）和其他特殊类型糖尿病。目前，糖尿病已成为继心脑血管疾病、肿瘤之后的另一种严重危害人民健康的慢性非传染性疾病。我们在社区公共卫生服务过程中主要面向 2 型糖尿病患者。

1. 主要危险因素

（1）遗传倾向：2 型糖尿病是一种遗传倾向性疾病，常表现为有明显的家族聚集性。糖尿病患者遗传给下一代，不是糖尿病本身，而是容易发生糖尿病的体质及基因的遗传，称为糖尿病的易感性。

（2）超重与肥胖：是发生 2 型糖尿病的一个重要危险因素。2 型糖尿病患者中约 60% 体重超重或肥胖。长期过量饮食，摄取高热量，体重逐渐增加，导致肥胖，人体肥胖后导致胰岛素抵抗，血糖升高，无明显酮症倾向。

（3）饮食因素：2 型糖尿病的患病率升高与生活方式，特别是饮食结构不合理关系密切。研究显示，2 型糖尿病患病率升高与动物蛋白和脂肪摄入增加有关。

（4）社会经济状况：是 2 型糖尿病发生的一个综合危险因素。发达国家的糖尿病患病率比发展中国家的糖尿病患病率高，即使在不发达的国家，富裕阶层的糖尿病患病率明显比贫穷阶层的糖尿病患病率高。

（5）体力活动减少：一方面，体力活动减少容易使脂肪在体内积累从而导致糖尿病；另一方面，体力活动减少可降低外周组织对胰岛素的敏感性，损害葡萄糖耐量而直接导致糖尿病。

（6）高血压：大多数高血压患者存在胰岛素抵抗，高血压患者发展为糖尿病的危险性比正常血压者高，可能与两者具有共同的危险因素有关。

2. 糖尿病的防治措施　糖尿病是一种终身性疾病，但又是一种可防可治的疾病。糖尿病的有效控制应该执行"预防为主"的卫生战略方针，以一级预防为主，三级预防并重。

（1）第一级预防：主要通过健康教育，普及糖尿病预防知识，改变人们的不良行为方式来实现。

（2）第二级预防：通过体检、医院门诊检查等方式对高危人群筛查，及早发现无症状糖尿病患者，及早进行健康干预和健康教育，以减少和延缓糖尿病的发生。

（3）第三级预防：对已确诊糖尿病患者应进行综合性治疗，以减少或延缓糖尿病并发症的发生和发展，降低病死率和死亡率。我国学者综合国内外的经验，提出糖尿病五驾马车的治疗原则，即糖尿病健康教育、医学营养治疗、运动治疗、血糖监测和药物治疗。

（三）恶性肿瘤

1. 主要危险因素　恶性肿瘤是多因素、多阶段、多基因的致病结果，其病因至今尚未完全阐明，但有许多证据表明，恶性肿瘤的发生与一些危险因素有密切关系。

（1）环境因素：人类恶性肿瘤的环境危险因素主要包括自然环境的物理、化学和生物因素，其中最主要的是化学因素。

（2）生活行为因素：比如抽烟、酗酒、膳食不合理、营养失调等。

（3）社会心理因素：与癌症的发生或死亡密切相关，精神刺激和心理紧张因素在恶性肿瘤的发生中起到不可忽视的促进作用。比如生活事件、个性特征对部分肿瘤的发生可能起到促进作用。

（4）遗传因素。

2. 恶性肿瘤的防治措施　肿瘤是可以预防的。目前对肿瘤病因的认识显示，多数肿瘤是由环境因素造成的，通过环境改造、个人自我保健等措施，可以推迟或防止肿瘤发生。鉴于目前恶性肿瘤的晚期疗效较差，其防治措施主要是第一级预防和第二级预防。

（1）第一级预防：可通过加强环境保护，在人群中进行健康教育、合理膳食，通过改变人们不良的行为生活方式等措施来预防肿瘤的发生。

（2）第二级预防：主要应用简便可靠的筛检和诊断方法，对高危人群进行预防性筛检，积极治疗癌前病变，阻断癌变发生，做到早期发现、早期诊断、早期治疗。

（3）第三级预防：恶性肿瘤的第三级预防是临床治疗的必要继续和巩固。应用现代和传统医药、心理和营养的办法及手段进行综合预防，解除疾病痛苦，减少并发症，防止伤残。同时要重视社区康复工作的开展，使更多的患者获得康复医疗服务，提高患者的生活质量，对晚期患者施行止痛和临终服务。

任务实施

具体见表 4-2-1。

表 4-2-1　任务二中"任务导入"材料分析

分析思路	内容要点	注意事项
糖尿病的发病原因及预防措施	糖尿病的主要危险因素	
	糖尿病患者的社区健康教育	
	糖尿病患者的社区健康管理	

（李芳芳　郭嘉丽）

模块五　社区人群健康研究方法

任务一
统计学基础

任务目标

1. 计量资料的统计描述。
2. 计数资料的统计描述。
3. 统计图表的制作与应用。

任务导入

作为基层医生，在提供基本医疗和卫生服务的同时，应该通过分析总结，及时了解辖区内居民的健康状况。如何将在基层医疗卫生服务过程中收集到的健康数据资料进行整理和呈现？

相关理论知识

（一）基本概念

1. **总体和样本**　总体是根据研究目的所确定的同质研究对象所有观察单位某种变量值的集合。例如，欲了解某时某地 18 岁男孩的身高发育情况，其总体应该是某时该地全部 18 岁男孩的身高。又如，研究原发性高血压患者的收缩压情况，其总体则是全部原发性高血压患者的收缩压。前者的总体个数是有限的、可以确定的，称为有限总体；后者的总体则被称为无限总体，因为个体的数量是无限的，它没有时间、空间的限定。

从总体中随机抽取的一部分观察单位，称为样本，它是总体中有代表性的一部分。由于总体包含的观察单位通常是大量的甚至是无限的，在实际工作中，不可能也没必要对每个观察单位逐一进行研究，经常是从总体中抽取一部分个体进行研究，用样本信息推断总体特征。为使样本具有良好的代表性，在抽样过程中，要遵循随机化原则，样本还要有足够的数量，样本包含的观察单位数称为样本含量或样本大小。

2. **个体与变异**　组成总体的每个具体观察单位，称为个体。同一性质的变量值（即观察值），其大小可能参差不齐，这种变量值之间的差异在统计学上称为变异。

3. **参数和统计量**　一般将来自总体的指标，称为参数。如总体均数（μ）、总体率（π）、总体标准差（σ）等，通常用希腊字母代表。由总体中随机抽取的样本所计算的统计指标，称为统计量。如样本均数（$\bar{x}$）、样本率（p）、样本标准差（S）等，通常用英文字母代表。

4．**误差**　指测得值与真实值之差，或样本指标与总体指标之差。包括系统误差、随机误差和抽样误差 3 种。

（1）系统误差：在收集资料的过程中，由于仪器不准、标准试剂未经校正、医生掌握疗效标准偏高或偏低等原因，可使观察结果呈倾向性的偏大或偏小，称为系统误差。系统误差可影响原始资料的准确性，应力求避免。如已发生，则要查明原因，予以校正。

（2）随机误差：在收集资料过程中，即使方法统一，仪器及标准试剂已经校正，但由于偶然因素的影响，造成同一对象多次测定的结果不完全一致，这种误差往往没有固定的倾向，而是有的偏高、有的偏低，称为随机误差。随机误差是不可避免的，但应努力做到仪器性能及操作方法稳定，使其控制在一定的允许范围内。必要时，可做统计处理。

（3）抽样误差：即使消除了系统误差，并把随机误差控制在允许范围内，样本指标与总体指标间仍可能有差异，这种差异称为抽样误差。这是由个体变异造成的。

5．**概率**　概率是描述某事件发生可能性大小的一个度量。根据概率可将事件分为三种情况，具体如下。

（1）必然事件：在一定条件下必然出现的现象，称为必然事件。例如：在标准大气压下，水加热到 100℃时必然沸腾；人在没有氧气的环境中必然要死亡。

（2）不可能事件：在一定条件下必然不出现的现象，称为不可能事件。例如，"在标准大气压下，水加热到 100℃时不沸腾""人能在没有氧气的环境中存活"，都是不可能事件。

（3）随机事件：在一定条件下可能出现，也可能不出现的现象，称为随机事件。例如，患者对药物的反应，可能有效，也可能无效；新生儿可能是男婴，也可能是女婴；投掷硬币后可能呈正面，也可能呈背面，都是随机事件。

（二）统计资料的类型

社区医疗卫生服务过程中常见的统计资料可分为计量资料（数值变量资料）和计数资料（分类变量资料）。

1．**计量资料**　对每个观察对象的观察指标用定量方法测定其数值大小所得的资料，一般有度量衡单位。例如，身高（cm）、体重（kg）、脉搏（次 /min）、血压（kPa 或 mmHg）、白细胞数（个 /L）等数值，都属于计量资料。

2．**计数资料**　先将观察对象的观察指标按性质或类别进行分组，然后计数各组该观察指标的数目所得的资料。例如，临床治疗疾病，疗效可分为有效与无效；化验结果可分为阳性与阴性；人群血型分布，按 A、B、O、AB 四型分组，计数各组的人数，得到的都属于计数资料。

（三）计量资料的统计描述

计量资料的特征通常包括集中趋势和离散程度。计量资料的统计描述其目的就是了解资料的分布类型，并根据类型选择适用的统计指标描述其集中趋势指标和离散程度指标。

1. 平均指标　又称集中趋势指标，简称平均数，用以表示一组同质变量值的集中趋势或平均水平。常用的平均指标有算术均数、几何均数和中位数。

（1）算术均数

1）定义：将各观察值相加后除以观察值个数所得的商即为算术均数，简称均数。总体均数用希腊字母"μ"表示，读作"mu"；样本均数用"$\bar{x}$"表示，读作"eksba"。

2）应用条件：变量值呈正态分布或对称分布的计量资料。如：正常人某些生理、生化指标值的频数分布（身高、红细胞数、血糖浓度等）；实验室内对同一样品多次重复测定结果的频数分布；从正态或近似正态总体中抽取的样本均数的频数分布等。

3）计算方法：可直接将各变量值相加后除以变量值的个数。公式为：

$$\bar{x} = \frac{x_1 + x_2 + \cdots + x_n}{n} = \frac{\Sigma x}{n} \qquad （公式 5\text{-}1\text{-}1）$$

式中，$\bar{x}$ 为样本均数；x_1、x_2、x_3、$\cdots x_n$ 为各变量值；Σ 为求和符号，读作"sigma"；n 为变量值个数。

【例 5-1-1】　测定了 7 名健康人第 1 小时末红细胞沉降率，分别是 6、5、3、7、2、9、10mm，求均数。

$$\bar{x} = \frac{6+5+3+7+2+9+10}{7} = \frac{42}{7} = 6 \text{（mm）}$$

（2）几何均数

1）定义：几何均数又称几何平均数。将 n 个变量值 x 的乘积开 n 次方所得的根即为几何均数。用 G 表示。

2）应用条件：变量值的对数值呈正态分布或近似正态分布资料，如正常人体内某些微量元素的含量；变量值呈等比数列的资料，如抗体的滴度。

3）常用的计算方法：可直接将 n 个变量值 x_1、x_2、$\cdots x_n$ 的乘积开 n 次方，公式为：

$$G = \sqrt[n]{x_1 \cdot x_2 \cdots x_n} \qquad （公式 5\text{-}1\text{-}2）$$

【例 5-1-2】　5 人的抗体血清滴度分别为 1：2、1：4、1：8、1：16、1：32，求平均滴度。

本例先求平均滴度的倒数，代入公式（5-1-2），得：

$$G = \sqrt[5]{2 \times 4 \times 8 \times 16 \times 32} = 8$$

故平均滴度为 1：8。

（3）中位数

1）定义：中位数是将一组变量值按大小顺序排列，位次居中的变量值即为中位数。用符号 M 表示。

2）应用条件：偏态分布资料，如儿童少年视力分布等；一端或两端无界（无确定数值）的资料，即所谓开口资料，如传染病平均潜伏期等；频数分布类型不明的资料，如无法确定资料的分布类型，用中位数描述集中趋势比较稳妥。

3）计算方法：先将变量值按大小顺序排列，然后根据变量值为奇数还是偶数选择公式 5-1-3 或公式 5-1-4 进行计算。

当变量值个数为奇数时计算公式为：

$$M = X_{\left(\frac{n+1}{2}\right)} \qquad\qquad （公式 5-1-3）$$

当变量值个数为偶数时计算公式为：

$$M = \frac{X_{\left(\frac{n}{2}\right)} + X_{\left(\frac{n}{2}+1\right)}}{2} \qquad\qquad （公式 5-1-4）$$

式中 n 为变量值的个数，$\frac{n+1}{2}$、$\frac{n}{2}$ 及 $\frac{n}{2}+1$ 为有序系列中变量值的位次，$X_{\left(\frac{n+1}{2}\right)}$、$X_{\left(\frac{n}{2}\right)}$ 及 $X_{\left(\frac{n}{2}+1\right)}$ 为相应位次上的变量值。当 n 为奇数时，中位数就是有序数列中位次居中间，即 $\frac{n+1}{2}$ 位次所对应的变量值；当 n 为偶数时，中位数就是有序数列中 $\frac{n}{2}$ 及 $\frac{n}{2}+1$ 位次所对应的两个变量值的均数。

【例 5-1-3】　某地 11 例某传染病患者，其潜伏期（天）分别为 2，2，4，3，5，6，3，8，9，11，15，求其平均潜伏期。

先将变量值按从小到大的顺序排列：2，2，3，3，4，5，6，8，9，11，15。

本例，$n=11$，为奇数，按公式 5-1-3 计算中位数，即：

$$M = X_{\left(\frac{n+1}{2}\right)} = X_{\left(\frac{11+1}{2}\right)} = X_6 = 5（天）$$

2. **变异指标**　又称离散程度指标，用以描述一组同质变量值之间参差不齐的程度，即离散程度或变异程度。由于变异是客观存在的，所以计量资料的变量值之间必然存在一定的变异程度。

【例 5-1-4】　三组健康成年男性的红细胞数（$\times 10^{12}/L$）资料如下，分析其集中趋势和离散趋势。

甲组	4.4	4.6	4.8	5.0	5.2
乙组	4.2	4.5	4.8	5.1	5.4
丙组	4.4	4.7	4.8	4.9	5.2

这三组数据的集中位置相同，$\bar{x}$ 都为 4.8×10^{12}/L。但这三组数据的分布特征却不尽相同，三组内的 5 个数据之间差异（变异）程度不同，即三组的离散程度不同。描述变异程度的指标有极差、四分位距、方差、标准差及变异系数等，最常用的是标准差和变异系数。

（1）标准差：是以每一个变量值与所有变量值均数之差为基础，经过离均差、离均差平方、离均差平方和、方差、方差开平方处理后最终获得。以符号 S（样本标准差）或 σ（总体标准差）表示。

1）应用条件：正态分布数值变量资料的离散程度。

2）计算方法：样本标准差的计算公式如下。

$$S = \sqrt{\frac{\Sigma(x-\bar{x})^2}{n-1}} \qquad \text{（公式 5-1-5）}$$

标准差愈小，说明变量值的变异程度愈小；标准差愈大，说明变异程度愈大。

【例 5-1-5】 求【例 5-1-4】资料的标准差。

将 $n=5$，$\bar{x}=4.8$，以及其他原始数据代入公式 5-1-5，最终算得：

$$S_{甲} = \sqrt{\frac{(4.4-4.8)^2 + (4.6-4.8)^2 + (4.8-4.8)^2 + (5.0-4.8)^2 + (5.2-4.8)^2}{5-1}} = 0.316 \text{（} \times 10^{12}\text{/L）}$$

$$S_{乙} = \sqrt{\frac{(4.2-4.8)^2 + (4.5-4.8)^2 + (4.8-4.8)^2 + (5.1-4.8)^2 + (5.4-4.8)^2}{5-1}} = 0.474 \text{（} \times 10^{12}\text{/L）}$$

$$S_{丙} = \sqrt{\frac{(4.4-4.8)^2 + (4.7-4.8)^2 + (4.8-4.8)^2 + (4.9-4.8)^2 + (5.2-4.8)^2}{5-1}} = 0.292 \text{（} \times 10^{12}\text{/L）}$$

由计算结果可以看出，丙组资料的离散程度最小，乙组资料的离散程度最高。

（2）变异系数：当两组变量值的单位不同，或两均数相差较大时，不能直接用标准差比较其变异程度的大小，这时则要用变异系数（CV）作比较。其计算公式为：

$$CV = \frac{S}{\bar{x}} \times 100\% \qquad \text{（公式 5-1-6）}$$

公式中，CV 为变异系数，S 为标准差，$\bar{x}$ 为均数。变异系数愈小，说明一组变量值的变异程度愈小；变异系数愈大，说明变异程度愈大。

【例 5-1-6】 某地 18 岁男子共有 160 人，其身高均数为 167.23cm，标准差为 4.95cm；体重均数为 54.25kg，标准差为 4.96kg。试比较身高与体重的变异程度。

因身高和体重的单位不同，故不能直接用标准差做比较，而应计算变异系数。

$$身高\ CV = \frac{4.95}{167.23} \times 100\% = 2.95\%$$

$$体重\ CV = \frac{4.96}{54.25} \times 100\% = 9.14\%$$

即该地 18 岁男子体重间的变异程度比身高间的变异程度大。

（四）计数资料的统计描述

计数资料的变量值是定性的，常用相对数进行描述和分析比较。

1. 常用相对数　医学中常用的相对数有率、构成比和相对比。

（1）率：又称为频率指标或强度指标，说明某现象发生的频率或强度。常以百分率（%）、千分率（‰）、万分率（1/万）、十万分率（1/10万）等表示。计算公式为：

$$率 = \frac{发生某现象的观察单位数}{可能发生某现象的单位总数} \times 比例基数 \qquad （公式 5\text{-}1\text{-}7）$$

公式中比例基数的取值为 100% 或 1 000‰ 或 1/万 或 1/10 万等，主要依据习惯用法和使算得的率至少保留 1 或 2 位整数。如死亡率习惯上用千分率，肿瘤死亡率用十万分率等。

【例 5-1-7】　某年某地甲乙丙三个区的某病发病情况如表 5-1-1 所示，试计算该地甲区该病发病率。

表 5-1-1　某年某地三个区的某病发病情况

区	人口数	发病数	发病率 /‰
甲	98 740	503	5.09
乙	75 135	264	3.51
丙	118 730	466	3.92
合计	292 605	1 233	4.21

按公式 5-1-7 计算得：

$$甲区该病发病率 = \frac{503}{98\,740} \times 1\,000‰ = 5.09‰$$

各区该病发病率的大小互相之间不受影响，合计发病率即平均发病率的计算，不能直接将几个率相加求得，应以总发病数除以总人口数。本例总发病率为：

$$总发病率 = \frac{1\,233}{292\,605} \times 1\,000‰ = 4.21‰$$

（2）构成比：又称构成指标，说明某一事物内部各组成部分的比重或分布，常以百分数表示。计算公式为：

$$构成比 = \frac{某一组成部分的观察单位数}{同一事物各组成部分的观察单位数} \times 100\% \qquad （公式 5\text{-}1\text{-}8）$$

【例 5-1-8】　某年某地居民，高血压患病情况如表 5-1-2 所示，试计算高血压患者构成比。

按公式 5-1-8 计算得：

$$20 \sim 年龄组高血压患者构成比 = \frac{57}{460} \times 100\% = 12.4\%$$

余类推。

从表 5-1-2 中可看出，构成比有两个特点：① 各构成部分的构成比总和为 100%，在计算时若受尾数取舍影响，其和不恰好等于 100%，可将尾数取舍作适当调整，使其和等于 100%；② 某一部分所占比重的增减，会相应地影响其他部分，故各构成比之间是相互制约的。

表 5-1-2　某年某地居民高血压患病情况

年龄组	患者数	构成比 /%
20 ~	57	12.4
30 ~	139	30.2
40 ~	149	32.4
50 ~	115	25.0
合计	460	100.0

（3）相对比：表示两个有关指标之比，常以倍数或百分比表示。计算公式为：

$$相对比 = \frac{甲指标}{乙指标}（或 \times 100\%）\qquad（公式 5-1-9）$$

公式中，甲、乙两个指标可以是性质相同的绝对数，也可以是相对数或平均数；可以性质相同，也可以性质不相同。习惯上，计算相对比时，若甲指标大于乙指标，结果用倍数表示；甲指标小于乙指标，结果用百分数表示。

【例 5-1-9】 我国 2000 年第五次人口普查结果，男性为 65 355 万人，女性为 61 228 万人，试计算人口男女性别比例。

$$性别比 = \frac{65\,355}{61\,228} = 1.067 \text{ 或者} = \frac{61\,228}{65\,355} = 93.7\%$$

结果说明，男性人数为女性人数的 1.067 倍。反之，女性人数为男性人数的 93.7%。

相对比有以下几个特点：

1）甲、乙两个指标可以同为相对数、绝对数或平均数。

2）性质相同的资料，相对比可说明两者之间的差别或比例关系。

3）性质不同的资料，表示一个量 A 相对于另一个量 B 的对比数。

4）相对比的分子和分母不一定有相同的量纲。

如：

$$体重指数 = \frac{体重}{身高^2}（kg/m^2）$$

2．应用相对数时的注意事项

（1）计算相对数时分母不宜过小：计算相对数时，如果样本含量过小，则相对数不稳定，很容易造成较大误差。此时最好直接用绝对数表示。

（2）资料分析时不能以构成比代替率：构成比说明事物内部各组成部分的比重或分布，率则说明某现象发生的频率或强度。在资料分析中，常见的错误是以构成比代替率。

（3）资料的对比应注意其可比性：率（构成比）进行比较，要有可比性，即除研究因素外，其他的重要影响因素应尽可能相同或相近。通常应注意下列两点：① 观察对象同质、研究方法相同、观察时间相等，以及地区、周围环境、民族等客观条件一致。② 资料的内部构成是否相同。若两组资料内部构成有所不同时，应分组计算频率指标，进行比较或进行标准化后再作比较。

（4）分组资料计算合并率时，不能用各个率相加后的平均值，而应该用分子、分母的合计数进行计算。

（5）对样本率（或构成比）的比较应作假设检验。

（五）统计表

统计表，又称为统计分析表，是以表格的形式将统计分析资料及其指标列出，使数据条理化和明晰化，便于计算、分析和对比，并可替代冗长的文字叙述。

1．统计表的结构和制表要求

（1）统计表的结构：统计表由标题、标目、线条、数字和备注 5 部分组成。其基本形式如表 5-1-3。

表 5-1-3　统计表的结构示意

横标目名称	纵标目名称	
横标目	数字	标目线
合计		合计线

* 备注

（2）制表要求

1）表号与标题：标题是统计表的总名称，位于表的正上方。应包括表内所描述事物的时间、地点和主要内容。统计表的标题不能过于简单，也不能过于烦琐，要求用最少的文字表述清楚。统计表应有表号，并将其写在上端的左侧，以备查引证。

2）标目：是统计表内的项目，用来表达所研究事物的内容。标目分为横标目、纵标目。横标目位于统计表左侧，是被研究事物的主要内容，一般多为观察事物群体的分组情况。纵标目位于表格上端，用来指示被研究事物的次要分组内容和研究指标经计算获得的统计量。横标目与纵标目有主语和谓语的关系，连起来是一句完整通顺的句子。

3）线条：统计表通常用三条基本线表示，即顶线、底线、标目线。如有合计，则用横线隔开，称为合计线；在复合表中，也会有分标目线。

4）数字：表内的数字必须准确无误，用阿拉伯数字表示。同一指标的小数位数要一致，上下要对齐，表内不留有空格，数字暂缺或未记录用"…"表示，无数字用"—"表示，数字若是"0"，则应填写"0"。

5）备注：它不属于统计表所固有的组成部分，一般不列入表内。如需对某个数字或指标加以说明时，可在该数字或指标右上方用"*"标注，并在统计表的下方用文字加以说明。

2．统计表的种类

（1）简单表：只按单一特征或标志分组的统计表称为简单表。如表 5-1-4。

表 5-1-4　某地区某年不同性别儿童蛔虫感染情况

性别	受检人数	阳性数	阳性率 /%
男	4 150	395	9.52
女	3 973	255	6.42
合计	8 123	650	8.00

（2）复合表按两个或两个以上的特征或标志结合起来分组的统计表称为复合表。如表 5-1-5。

表 5-1-5　某地某年城乡各年龄组居民的乙型肝炎病毒表面抗原携带率分析

年龄组	城市			乡村		
	检查数	阳性数	阳性率 /‰	检查数	阳性数	阳性率 /‰
< 20	41 225	266	6.46	9 850	56	5.69
20 ~	210 173	1 860	8.85	13 825	138	9.98
25 ~	235 871	2 602	11.03	8 416	130	15.45
30 ~	124 231	1 770	14.25	5 690	75	13.18
35 ~	72 151	1 218	16.88	3 950	80	20.25
≥40	20 198	257	12.7	1 500	32	21.33
合计	703 849	7 973	11.33	43 231	511	11.82

（六）统计图

统计图是用点、线、面等几何图形来表达统计资料的特征及其变化资料，能使读者对资料的内容一目了然，印象深刻。统计图的种类很多，常用的有直条图、线图和构成图等。

1．统计图的结构和制图要求

（1）结构：统计图通常由标题、图域、标目、图例、刻度 5 部分构成。

（2）制图要求

1）标题：概括统计图资料的时间、地点和主要内容，一般位于统计图的正下方。标题左侧要有图的编号，以备查考。

2）图域：涉及横、纵两轴。横轴用来说明资料的主要内容，纵轴说明事物大小。纵横轴的比例一般以 5∶7 或 7∶5 为宜。

3）标目：统计图有纵标目和横标目。纵标目放在图的左侧，横标目放在图的下方，并注明单位。

4）图例：不同的事物绘制在同一图形内比较时，应有不同的线条或颜色表示，并附图例加以说明。图例可放在图的右上角空隙处或下方中央位置。

5）刻度：横轴如果用来表示连续型变量，要求有定量尺度，尺度从左到右，由小到大，等距标明。纵轴必须有定量尺度，尺度由下至上，由小到大，等距划分。

2．常用统计图及其绘制方法

（1）直条图：又称为条图，是用等宽直条的长短表示各指标的数值，用来表示各相互独立指标之间的对比关系。直条图有单式直条图（图 5-1-1）和复式直条图（图 5-1-2），绘制方法如下。

1）坐标轴：一般以横轴为基数表示各独立指标，纵轴表示各相应的指标数值，可以是绝对数、相对数和平均数。纵轴尺度必须从 0 开始，中间不要折断，如必须折断，须在折断处加以注明。

2）直条的宽度：各直条的宽度应当相等，直条间应有相等的间隙，其宽度适中。复式条图在同一组观察项目内部无间距。

3）直条排列顺序：各直条按自然顺序排列，若无自然顺序则按直条长短顺序排列，以便更好地对比分析。

【例 5-1-10】将表 5-1-6 的资料绘制成直条图（图 5-1-1）。

表 5-1-6　某地某年四种主要死因死亡率

主要死因	死亡率 /10 万 $^{-1}$
恶性肿瘤	119.37
脑血管疾病	108.45
心脏病	63.86
传染病	53.28

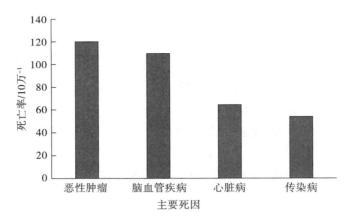

图 5-1-1　某地某年四种主要死因死亡率

【例 5-1-11】将表 5-1-7 的资料绘制成直条图（图 5-1-2）。

表 5-1-7　某地某年 25～70 岁人口高血压患病率

比例基数：%

年龄组	男性高血压患病率	女性高血压患病率
25～	3.37	0.96
35～	8.54	5.60
45～	16.67	16.21
55～	22.19	31.46
65～70	33.47	37.40

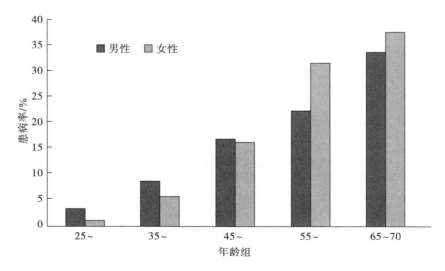

图 5-1-2　某地某年 25～70 岁人口高血压患病率

图 5-1-1 是单式直条图，只涉及一个分组因素，一个统计指标。图 5-1-2 是复式直条图，只涉及一个统计指标，但有两个分组因素。

（2）线图：线图是用线段的升降来表示某事物随着时间而变化的趋势，或某现象随着另一现象变迁的情况，适用于连续性资料。线图有单式线图（图 5-1-3）和复式线图（图 5-1-4）。其绘制方法如下：

1）通常横轴表示时间或其他连续性变量，纵轴表示统计指标。纵、横坐标均为算数尺度，可以不从"0"开始。

2）不同指标或组别可以用不同的线段如实线、虚线等表示，各测定值标记点间用直线连接，不可修匀成光滑曲线。

3）同一图内的线条不宜过多，一般不超过 5 条。图中只有一条线条的称为单式线图，有两条或以上线条的称为复式线图，复式线图应绘图例。

【例 5-1-12】将表 5-1-8 的资料绘制成线图（图 5-1-3）。

表 5-1-8　某地 1950—1956 年 14 岁以下儿童结核病和白喉死亡率

单位：10 万 $^{-1}$

年份	结核病死亡率	白喉死亡率
1950	148.0	16.6
1951	141.0	14.0
1952	130.0	11.8
1953	110.4	10.7
1954	98.2	6.5
1955	72.6	3.9
1956	68.0	2.4

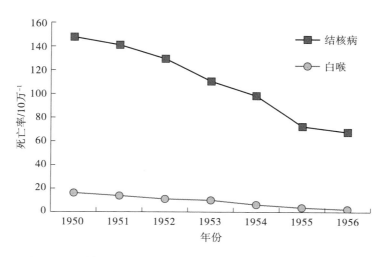

图 5-1-3　某地 1950—1956 年 14 岁以下儿童结核病和白喉死亡率

（3）构成图：表示事物内部各组成部分在总体中所占的比重。构成图分为圆图和百分条图。

1）圆图是用圆的面积表示事物的全部，用各扇形面积来表示各个部分。绘制方法如下：① 先绘制一个圆形，由于圆周为 360°，每 1% 相当于 3.6°，将百分比乘以 3.6° 即得各构成部分应占的扇形夹角度数。② 圆内各部分按百分比的大小顺序或按事物自然顺序排列，一般以 12 点或 9 点的位置作始点，顺时针方向排列。③ 圆中各部分用线分开，以不同的颜色或图案代表不同的部分，在图外的适当位置加图例说明，也可在图上简要注明文字和百分比。④ 如需对 2 个或 2 个以上构成比资料进行比较，应绘制直径相同的圆，并使各圆中各部分的排列次序一致，便于比较。

【例 5-1-13】将表 5-1-9 的资料绘制圆图（图 5-1-4）。

表 5-1-9　某医院 1998 年住院患者的 5 种疾病死亡人数和构成比

疾病构成	死亡人数	构成比 /%
恶性肿瘤	58	30.53
循环系统疾病	44	23.16
呼吸系统疾病	37	19.47
消化系统疾病	19	10.00
传染病	32	16.84
合计	190	100.00

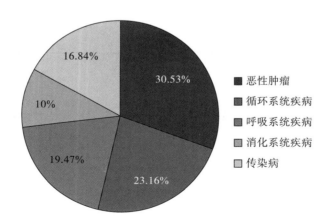

图 5-1-4　某医院 1998 年住院患者的 5 种疾病死亡构成比

2）百分条图：是用一个长条的面积表示事物的全部，条内各段的面积为相应部分所占的百分比。适用于表示事物中各部分所占的比重和构成。凡能绘制圆图的资料，也可用百分条图表示。如表 5-1-9 的资料也可绘制成百分条图（图 5-1-5）。

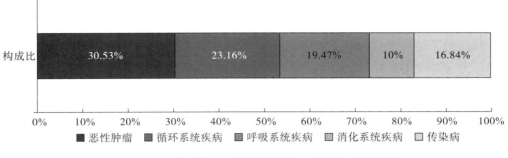

图 5-1-5　某医院 1998 年住院患者的 5 种疾病死亡构成比

任务实施

具体见表 5-1-10。

表 5-1-10　任务一中"任务导入"材料分析

分析思路	内容要点	注意事项
1. 按照需要进行科学设计，收集数据资料	数据资料类型	
2. 对数据资料进行分析，按照资料类型采用科学合理的统计方法进行整理	根据数据资料类型，进行统计描述	
3. 选择合适的统计学指标和统计图表进行最终结果的呈现	统计图表	

（刘建华　刘　军）

任务二

流行病学基础

任务目标

1. 掌握健康或疾病的三间分布。
2. 熟悉现况研究。
3. 了解病例对照研究和队列研究。

任务导入

为了解我国 35 ~ 64 岁人群血清甘油三酯（triglyceride，TG）水平分布特点及与其他心血管疾病危险因素的关系，研究人员于 1992 年采用分层整群抽样的方法对我国 11 个省市 35 ~ 64 岁人群共 29 564 人进行了心血管疾病危险因素的调查。结果显示，11 个省、市

35～64岁人群高 TG 血症患病率：男性为 22.9%，女性为 16.5%。高 TG 是我国临床高脂血症构成中最常见的类型。血清 TG 水平分布存在地区间差异，最高为四川省，最低为浙江省，最高地区是最低地区的 2.3 倍。男性 TG 水平高于女性，女性 TG 水平随年龄增加而增加。男女两性 TG 水平与总胆固醇、体重指数、血糖呈正相关，与高密度脂蛋白胆固醇及体育锻炼呈负相关。高 TG 血症者同时伴有其他心血管疾病危险因素高达 70% 以上，提示高 TG 血症患者可能处于心血管疾病的高危状态。

问题 1：现况调查的用途有哪些？

问题 2：现况调查的种类有哪些？各自有哪些优缺点？

相关理论知识

（一）描述性研究

描述性研究是指利用已有的资料或特殊调查的资料，包括实验室检查结果，描述疾病或健康状况在不同时间、地点或人群中的分布特点，为进一步开展分析流行病学研究提供病因或流行因素的线索。

描述性研究的目的主要包括：描述疾病或健康状况的三间分布；描述某些因素或特征与疾病的关联；为评价防治措施及其效果提供有价值的信息；查出某一地区患有研究疾病的人群，从而达到早发现、早诊断和早治疗的目的。

1．现况研究　又称为现况调查或横断面研究，是指在某一人群中应用普查或抽样调查等方法收集特定时间内有关变量、疾病或健康状况的资料，以描述目前疾病或健康状况的分布及某因素与疾病的关联。

2．现况研究的方法

（1）面访：调查者当面向被调查者了解所需的信息，也称为访谈法或访问调查法。

（2）信访：给被调查者发信函（寄去调查表），由调查者自行填写，然后再寄回来。

（3）自填式问卷调查：由调查者将被调查者组织起来进行讲解说明，然后分发调查问卷（调查表），由被调查者自己填写。

（4）电话访问：调查者通过电话访问被调查者获取信息。该法比较节省成本，但需要较高的电话普及率。

（5）体格检查或实验室检查：现况调查中有些变量值需要测量，如身高、体重、血压、血糖等，必须进行体格检查或实验室检查方能获得。

（6）敏感问题的调查方法：当有些问题涉及个人隐私或利益，甚至是违法或犯罪行为，如精神疾病、婚外性行为、吸毒等，必须采用敏感问题调查法才能获得所需信息。

3．现况调查的种类　现况调查的种类包括普查和抽样调查。

（1）普查

1）概念：是指在特定时间范围内，对一定范围的人群中每一成员进行的调查或检查。

2）普查的优点：① 能发现普查人群中的全部病例，并给予及时的治疗；② 通过普查能对该地区某病的全貌有所了解；③ 通过普查可进行一次医学科普宣传，使群众对某病及其防治有所了解。

3）普查的缺点：① 不适于患病率低和检查方法复杂的疾病；② 由于普查对象多，难免存在漏诊、误诊；③ 由于工作量大，很难进行深入细致的调查。

（2）抽样调查

1）概念：是指从调查总体中随机抽取有代表性的样本进行调查，然后根据调查所得的样本资料估计和推断被调查现象的总体特征。

2）抽样调查的优点：① 节省人力、物力和时间；② 用样本代表总体，以小测大；③ 以样本推断总体的误差可以事先估计并加以控制；④ 调查的精确度高。

3）抽样调查的缺点：① 设计、实施与资料分析比较复杂，存在抽样误差和偏倚，不适用于变异过大的资料；② 不适用于发病率过低的疾病。

4）抽样方法：常用的抽样方法有单纯随机抽样、系统抽样、分层抽样、整群抽样和多级抽样。① 单纯随机抽样是指在总体中以完全随机的方法抽取一部分个体组成样本的抽样方法。有抽签、摸球、掷币和随机数字表等方法。适用于样本含量小的资料。② 系统抽样是指随机地在所要抽样的名单中每间隔若干个个体抽取一个个体的抽样方法。③ 分层抽样是指按照与研究目的明显有关的因素（或某种特征，如性别、年龄、职业等），将总体分为若干类型或区域，统计上叫"层"，然后从每一层内按比例抽取一定数量的观察单位，将各层的观察单位合起来组成样本。④ 整群抽样是指先将总体按照某种与研究目的无关的分布特征（如地区范围、不同的团体、病历、格子等）划分为若干个"群"组，每个群包括若干观察单位；然后根据需要随机抽取其中部分"群"，并调查被抽中的各"群"中的全部观察单位。整群抽样要求群间变异越小越好，否则抽样误差较大，不能提供总体的可靠信息。⑤ 多级抽样是在大型调查时常用的抽样方法，从总体中先抽取范围较大的单元，称为一级抽样单元（例如省、市），再从抽中的一级单元中抽取范围较小的二级单元（如区、县），最后抽取其中范围更小的单元（如乡镇、街道等），即为多级抽样。

（3）疾病的三间分布：疾病在人群、时间和地区上的三间分布反映出疾病的流行特征。流行特征是判断和解释病因的依据，也是形成病因假设的重要来源。

1）人群分布：人群的性别、年龄、职业、种族、阶层、婚姻状况、家庭情况以及行为生活方式等特征，常常影响着疾病的分布，有时也可成为疾病的危险因素。

2）时间分布：描述疾病分布的时间单位因病种而不同，其变化的形式主要有短期波动、季节性、周期性和长期变异。

3）地区分布：疾病的发生往往受地区的自然环境和社会条件的影响。研究疾病在不同地区的分布特征，探讨病因或流行因素提供线索，有助于制订防治对策。地区分布的划分方法一般有 2 种：① 按行政区域划分，在世界范围内可按国家、洲、半球为单位，在我国可按行政区域划分；② 按自然环境来划分，以山区、平原、湖泊、河流、森林、草原等为单位，以显示自然因素的影响。按何种方法划分地区来描述疾病分布，可根据研究目的和病种不同来确定。

（二）分析性研究

1．病例对照研究

（1）概念及原理：病例对照研究是以某病确诊的患者作为病例组，以不患有该病但具有可比性的个体作为对照组，回顾调查病例组与对照组中各因素的暴露情况，经统计学检验，若两组差别有意义，则可认为因素与疾病之间存在着统计学上的关联。进而推断某个或某些暴露因素是否为疾病的危险因素，以探索和检验病因假说。

病例对照研究是由"果"推"因"的回顾性研究，是从研究对象现在是否患有某种疾病出发，追溯研究对象过去的暴露情况，在时间上是逆向的。如果某因素是某病的危险因素，那么该病患者在过去暴露于该因素的风险比较高。反之，如果该因素不是危险因素，那么病例与对照组的暴露差异无统计学意义。

（2）用途

1）用于疾病病因或危险因素的研究。

2）用于疾病预后因素的研究。

3）用于健康相关事件影响因素的研究。

（3）优点和局限性

1）优点：① 特别适用于罕见病的病因研究；② 节省人力、物力，较易于组织实施；③ 可以同时研究多个暴露与某种疾病的联系；④ 既可以检验有明确危险因素的假设，又可以广泛探索尚不够明确的多种因素，提出病因假设。

2）局限性：① 不适用于研究人群中暴露比例很低的因素；② 常难以判断暴露与疾病出现的先后顺序；③ 选择研究对象时难以避免选择偏倚；④ 获取既往信息时难以避免回忆偏倚；⑤ 不能测定暴露组和非暴露组疾病的发病率。

2．队列研究

（1）概念及原理：队列研究又称为定群研究，是将特定的人群按其是否暴露于某因素分为两组，追踪观察一定时间，比较两组的发病率或死亡率的差异，以检验该因素与某疾病有无因果联系及联系强度的一种观察性研究方法。

队列研究是由因到果的前瞻性研究，被观察对象在疾病出现以前先分组，然后随访观察一段时间再比较其结局，故又称随访研究。如果某因素是某病的危险因素，那么暴露于该因素的人群经过一定时间后，其发病的比例一定高于未暴露人群。反之，如果该因素不是危险因素，那么暴露与非暴露人群的发病率差异无统计学意义。

（2）用途

1）检验病因假设。

2）评价预防性措施的效果。

3）研究疾病自然史。

4）新药的上市后监测。

（3）优点和局限性

1）优点：① 研究对象的暴露资料是在结局发生之前研究者亲自收集的，资料可靠，一般不存在回忆偏倚；② 可以得到暴露组和对照组的发病率；③ 病因发生在前，疾病发生在后，因果关系的时间顺序合理，一般可以验证病因假设；④ 可以同时研究一种暴露因素与多种疾病的关系，并能了解人群疾病的自然史。

2）局限性：① 不适用于发病率很低的疾病的病因研究；② 随访时间长，难以避免失访偏倚；③ 在随访过程中由于位置变量的引入或已知变量的变化，都可以使结局受到影响，使分析复杂化；④ 研究耗费的人力、物力、财力和时间较多，实施难度大。

任务实施

具体见表 5-2-1。

表 5-2-1　任务二中"任务导入"材料分析

分析思路	内容要点	注意事项
对人群健康和疾病状况的描述性研究，包括现况调查的目的、种类及各自优缺点	描述性研究的目的	
	普查和抽样调查	
	普查及抽样调查的优缺点	

（刘建华　郭嘉丽）

模块六　国家基本公共卫生服务项目

任务一

居民健康档案管理服务

任务目标

1. 掌握居民健康档案的建立流程、居民健康档案的内容。
2. 熟悉居民健康档案的建档要求。
3. 能顺利完成居民健康档案的建立、更新、保管和调用工作。

任务导入

2022年某日，某社区新迁入居民张女士，65岁，既往有高血压病史，服用原居住地门诊医生所开药物治疗，本日首次来到某社区卫生服务中心要求测量血压。

问题1：社区医生应如何为该患者建立居民健康档案？

半年以后，张女士的孙子从外地来本地上幼儿园，一家人迁入本社区居住，张女士因为半月前体检发现血压偏高，已按医生建议更换药物。今日特意来到社区卫生服务中心进行咨询。社区医生为其复测血压为160/90mmHg。

问题2：社区医生应如何对健康档案进行更新？

相关理论知识

（一）健康档案相关基础

1. 健康档案的概念　健康档案是医疗卫生机构为城乡居民提供医疗卫生服务过程中的规范记录，是以居民个人健康为核心、贯穿整个生命过程、涵盖各种健康相关因素的系统化文件记录。居民健康档案是居民享有均等化公共卫生服务的重要体现，是医疗卫生机构为居民提供高质量医疗卫生服务的有效工具，是各级政府及卫生行政部门制定卫生政策的参考依据。全面、系统、完整的居民健康档案可帮助基层医疗卫生人员了解居民个人及其家庭、社区的相关资料，正确开展居民的健康管理，为居民提供综合、协调、连续和完整的医疗卫生保健服务。

2. 健康档案的基本要求

（1）真实性：健康档案应真实地反映居民当时的健康状况，如实地记载居民的病情变化、治疗经过、康复状况等资料；在记录时，对于某些不太明晰的情况，一定要通过调查获取真实的结果，不能想当然地加以描述；已经记录在案的资料，不能随意改动。

（2）科学性：健康档案不仅具有医学效力，而且还具有法律效力，应按医学科学通用规范记录，图表、文字、计量单位使用规范准确，健康问题名称符合疾病分类标准，健康问题描述符合医学规范。

（3）完整性：健康档案资料齐全、记录内容完整。

（4）连续性：把居民的健康问题进行分类记录，每次患病的资料累加，保持资料的连续性。

（5）可用性：记录格式要简洁、明了，文句描述要条理清晰，保管简便，查找方便，能充分体现其使用价值。

3．健康档案的组成及基本内容　我国健康档案一般由个人健康档案、家庭健康档案、社区健康档案三个部分组成。档案中各表单内容及填表说明参照《国家基本公共卫生服务规范（第三版）》。

（1）个人健康档案：是指在自然人从出生到死亡的整个过程中，其健康状况的发展变化情况以及所接受的各项卫生服务记录的总和。居民个人健康档案内容包括个人基本信息、健康体检、重点人群健康管理记录和其他医疗卫生服务记录。

1）个人基本信息：包括姓名、性别等基础信息和既往史、家族史等基本健康信息。居民首次建立健康档案时填写个人基本信息表。如果居民的个人信息有所变动，可在原条目处修改，并注明修改时间或重新填写。若失访，在空白处写明失访原因；若死亡，写明死亡日期和死亡原因。若迁出，记录迁往地点基本情况、档案交接记录。0～6岁儿童无须填写个人基本信息表。

2）健康体检：包括一般健康检查、生活方式、健康状况及其疾病用药情况、健康评价等。老年人、高血压、2型糖尿病和严重精神障碍患者等的年度健康检查填写《国家基本公共卫生服务规范（第三版）》所附健康体检表。一般居民的健康检查可参考使用，肺结核患者、孕产妇和0～6岁儿童无须填写该表。体检表中带有＊号的项目，在为一般居民建立健康档案时不作为免费检查项目，不同重点人群的免费检查项目按照各专项服务规范的具体说明和要求执行。

3）重点人群健康管理记录：包括国家基本公共卫生服务项目要求的0～6岁儿童、孕产妇、老年人、慢性病、严重精神障碍和肺结核患者等各类重点人群的健康管理记录。

4）其他医疗卫生服务记录：包括上述记录之外的其他接诊、转诊、会诊记录等。

个人健康档案采用17位编码制（□□□□□□-□□□-□□□-□□□□□），以国家统一的行政区划编码为基础，以村（居）委会为单位，编制居民健康档案唯一编码。前6位是县及县以上的行政区划，统一使用《中华人民共和国行政区划代码》（GB/T 2260—2007）；7～9位是乡镇（街道）级行政区划，按照国家标准《县以下行政区划代码编码规则》（GB/T 10114—2003）编制；10～12位是村（居）民委员会等，具体划分为001～099表示居委会，101～199表示村委会，901～999表示其他组织；后5位是居民个人序号，由建档机构根据建档顺序编制。同时将建档居民的身份证号作为身份识别码，为在信息平台上实现资源共享奠定基础。

（2）家庭健康档案：家庭健康档案是指以家庭为单位，记录家庭成员和家庭整体在医疗保健活动中产生的有关健康基本状况、疾病动态、预防保健服务利用情况等的文件材料。

家庭健康档案主要内容有 6 项，具体如下。

1）家庭基本资料：包括家庭住址、人数及每个人的基本资料等。

2）家系图：用以表示家庭结构及各成员的健康状况和社会关系。

3）家庭卫生保健：记录家庭环境的卫生状况居住条件、生活起居方式等。

4）家庭评估资料：包括对家庭结构、功能、家庭生活周期等的评价。

5）家庭主要问题目录及其描述：主要记载家庭生活压力事件及危机发生日期、问题描述及结果等。

6）家庭成员健康资料：记录各家庭成员的主要健康信息。

（3）社区健康档案：是记录社区资源、社区主要卫生问题、社区居民健康状况及卫生服务开展情况等的文件资料。

社区健康档案的主要内容如下。

1）社区基本资料：包括社区地理位置、经济状况、人口学资料等。

2）社区健康资料：社区健康问题分布及控制情况、主要健康问题、危险因素情况等。

3）社区卫生服务状况：门诊统计，如门诊量、门诊常见健康问题种类及构成等；住院统计，如住院患者数量和病种关等，转诊统计，如转诊患者数量、转诊病种等。

4）社区卫生资源：包括辖区内卫生服务机构的种类、数量、位置、服务范围等。

（二）居民健康档案管理服务

社区卫生服务机构为辖区内常住居民（指居住半年以上的户籍及非户籍居民），提供健康档案管理服务，以 0～6 岁儿童、孕产妇、老年人、慢性病患者、严重精神障碍患者和肺结核患者等人群为重点。居民健康档案内容包括个人基本信息、健康体检、重点人群健康管理记录和其他医疗卫生服务记录。

1. 居民健康档案的建立

（1）辖区居民到乡镇卫生院、村卫生室、社区卫生服务中心（站）接受服务时，由医务人员负责为其建立居民健康档案，并根据其主要健康问题和服务提供情况填写相应记录，同时为服务对象填写并发放居民健康档案信息卡。建立电子健康档案的地区，逐步为服务对象制作发放居民健康卡，替代居民健康档案信息卡，作为电子健康档案进行身份识别和调阅更新的凭证。

（2）通过入户服务（调查）、疾病筛查、健康体检等多种方式，由乡镇卫生院、村卫生室、社区卫生服务中心（站）组织医务人员为居民建立健康档案，并根据其主要健康问题和服务提供情况填写相应记录。

（3）已建立居民电子健康档案信息系统的地区应由乡镇卫生院、村卫生室、社区卫生服务中心（站）通过上述方式为个人建立居民电子健康档案，并按照标准规范上传区域人口健康卫生信息平台，实现电子健康档案数据的规范上报。

（4）将医疗卫生服务过程中填写的健康档案相关记录表单，装入居民健康档案袋统一存放。居民电子健康档案的数据存放在电子健康档案数据中心。

2．居民健康档案的使用

（1）已建档居民到乡镇卫生院、村卫生室、社区卫生服务中心（站）复诊时，在调取其健康档案后，由接诊医生根据复诊情况，及时更新、补充相应记录内容。

（2）入户开展医疗卫生服务时，应事先查阅服务对象的健康档案并携带相应表单，在服务过程中记录、补充相应内容。已建立电子健康档案信息系统的机构应同时更新电子健康档案。

（3）对于需要转诊、会诊的服务对象，由接诊医生填写转诊、会诊记录。

（4）所有的服务记录由责任医务人员或档案管理人员统一汇总、及时归档。

3．居民健康档案的终止和保存

（1）居民健康档案的终止缘由包括死亡、迁出、失访等，均需记录日期。对于迁出辖区的还要记录迁往地点的基本情况、档案交接记录等。

（2）纸质健康档案应逐步过渡到电子健康档案，纸质和电子健康档案由健康档案管理单位（即居民死亡或失访前管理其健康档案的单位）参照现有规定中的病历的保存年限、方式负责保存。

任务实施

具体见表 6-1-1。

表 6-1-1　任务一中"任务导入"材料分析

工作流程	内容要点	注意事项
判断是否需要建档	确定该患者是否为辖区的常住居民，与患者充分沟通，建立相互信任的关系。档案的建立遵循自愿加引导的原则，对于初诊患者，可以利用诊疗机会建档	
明确建档内容	建立家庭档案：详细询问家庭基本情况、户籍类型等基本信息并填写家庭主要健康问题	
	建立个人健康档案：询问个人基本信息，例如姓名、性别、血型、出生日期、民族、身份证号码、家庭住址、联系电话、文化程度、婚姻状况、医疗费用支付方式、有害因素暴露史、过敏史及过敏物质、慢性病史、遗传史等；询问相关的个人健康行为，如吸烟、饮酒及饮食偏好等	
	对患者进行健康体检	
	评估该患者的主要健康问题：该居民既往患有高血压，记录疾病的发生时间、处理情况及疾病转归	
	根据该次血压测量情况及既往病史，为其建立高血压及老年人健康管理专项档案、记录初次随访及分类评估结果	

续表

工作流程	内容要点	注意事项
健康档案更新	复诊患者首先应调阅该居民的健康档案	
	因换住所，所以应修改家庭健康档案地址	
	家庭成员变化，应进一步完善家庭成员信息	
	确认其孙子的常住时间，为其新建健康档案，包括免疫接种内容	
	进行一次家庭访视，确认是否有其他新增人员或其他需要了解的具体信息	
	现场对张女士的血压进行复测，血压测量结果为 160/90mmHg。询问了解到张女士已经更换了高血压药物 2 周，但未见明显好转	
	患者血压连续 2 次以上控制不理想，药物调整效果不明显，建议转诊上级医院	
	记录患者详细信息，留下电话号码，填写预约转诊单	

（田淑军　张　彩）

任务二
健康教育服务

任务目标

1. 掌握社区健康教育服务的内容及形式。
2. 熟悉社区健康教育服务的流程。
3. 能根据教育对象的特点和需求开展健康教育活动。

任务导入

2023 年 3 月的某天，某社区居民李某接受了居民健康素养调查。参加完调查后，他发现自己对许多健康知识不清楚、不明白。为了提高自己的健康知识与技能，他到社区卫生服务中心参观咨询，并从社区免费领取了一些健康教育宣传折页、处方或小手册等，还在社区卫生服务中心的通告栏里看到了近期健康讲座计划的预告，在健康教育室观看了健康促进相关的视频，在社区卫生服务中心门口阅读了健康教育宣传栏里的甲型流感防控知识。

问题 1：社区健康教育应如何有效开展？

问题 2：社区健康教育的形式有哪些？

相关理论知识

（一）健康教育相关基础

1. 健康教育相关概念

（1）健康素养：是指人们获得、处理、理解基本健康信息与服务，从而作出有益于健康的决策的能力。我国自 2008 年开展全民健康素养监测，2015 年中国居民健康素养水平为 10.25%。"健康中国 2030"规划纲要提出"2030 年中国居民健康素养水平要提升至 30%"。考察一个人是否具备健康素养主要从以下 4 个方面来看：① 是否具有基本的健康知识和理念；② 是否具有健康生活方式与行为；③ 是否具有维护和促进健康的基本技能；④ 是否具有获取理解和应用健康信息的能力。

（2）健康教育：是指在需求评估的基础上，通过信息传播教育和行为干预等方法，帮助个体和群体树立科学的健康观念掌握健康知识和技能、自觉采纳有利于健康的行为和生活方式的一系列活动及过程。健康教育的核心是帮助人们树立健康意识、改变健康观念、改善健康相关行为，从而防治疾病、促进健康。健康教育架起了"健康知识与健康行为之间的桥梁"。

（3）健康促进：是指以健康教育、组织、立法、政策和经济等综合手段对健康有害的行为和生活方式进行干预，创造良好的社会和生态环境，以促进人类的健康。WHO 在《渥太华宪章》中指出健康促进是促使人们维护和提高他们自身健康的过程，是协调人类与环境的战略，它规定个人与社会对健康各自所负的责任。

（4）卫生宣传、健康传播和健康教育的区别与联系：我国健康教育的发展经历了卫生宣传、健康教育、健康促进三个阶段。三者的关系是后者包容前者，后者是前者的发展。

其不同点在于：卫生宣传 = 知识普及 + 宣传鼓动；健康教育 = 卫生宣传 + 行为干预；健康促进 = 健康教育 + 支持环境。

健康教育与健康促进的区别详见表 6-2-1。

表 6-2-1　健康教育与健康促进的区别

内容	健康教育	健康促进
主体	医疗卫生人员	政府或政策制定者
核心策略	传播、教育和干预	社会动员
目标	行为改善	政策、环境及服务的改善
对象	某一部分人群个人与群体的知识、信念和行为的改变	涉及整个人群和社会的各个方面，强调一级预防甚至更早阶段预防

2. 健康教育常见资料

（1）健康教育处方：是指医务人员向患者提供的医嘱形式的健康教育文字材料。健康教育处方内容可以是患者所必须掌握的防治知识和技能，也可以是医务人员提出的行为建议，如饮食指导、运动指导、用药指导、康复指导等。健康教育处方方便患者保存阅读，是指导患者进行自我保健和家庭护理的一种有效的非药物治疗手段。健康教育处方主要配合药物处方使用，广泛适用于门诊患者、住院患者出院指导及社区健康教育。

（2）健康教育折页：折页是将印张按照页码顺序折叠成书刊开本尺寸的书帖，常用的折页有二折页和三折页。通常采用彩色印刷，具备图文并茂、简单明了、主题突出、吸引力强等特点，尤其适合文化程度较低的居民，主要用于宣传重点性知识和技能，便于携带和保存。通常是由医护人员对前来就诊的居民发放，或放置在候诊区、诊室、咨询台由居民自取阅读；也可直接入户发放，或在开展义诊、举办大型健康咨询活动或健康讲座时发放。折页制作时应选择符合当地情况、针对性强的内容。

（3）小册子手册：大多由专业卫生机构编写、印刷，发放至社区等基层卫生服务机构，由居民自取或随诊发放。其形式与书籍类似，以文字为主，信息量较大，内容丰富，通常包含较多的健康知识、健康行为指导等。有些小册子还有完整的故事情节，提高了可读性和吸引性。可较为系统、全面地传播健康知识、信息、技能；以文字为主，适用于有一定文化程度和阅读能力的居民系统地学习某一方面的知识、技能；可以发放到居民家中使用，便于保存。

（4）宣传栏、黑板报：优点是经济实用、简便易行、结合实际、便于更换及时，因而在基层，特别是在农村，仍是较为常用的健康传播方式。黑板报、宣传栏的阅读对象相对固定，可为同一单位的职工、同一学校的师生或同一街道的居民等，因而宣传教育的内容最容易因时、因地、因人制宜。编制黑板报/宣传栏时要注意以下内容：① 明确主要的传播对象，大致了解他们的文化水平、接受能力。② 确定主题内容，内容应该是传播对象的主要健康问题，以便引起共鸣。③ 文字精练、通俗易懂，内容通俗、生动活泼，标题鲜明、版面活跃，字迹工整，文字排版符合人们的阅读习惯。④ 定期更换，一般 1～3 个月更新 1 次。⑤ 放置地点应选择人们经常通过且易于驻足的地方，光线明亮，放置高度应以成人阅读时不必过于仰头为宜。

（5）音像资料：是以声音和影像的形式进行健康传播的资料，特点是直观、生动、可操作性强，尤其适用于健康技能的传授和指导人们的健康行为；材料可重复使用、反复播放，传播的信息稳定，可避免在人际传播中的信息损失或由于传播者自己理解的局限性而造成的信息偏误；趣味性较强，居民接受性较高，传播效果通常较好。适用在基层卫生服务机构的候诊区、健康教育室播放；可发放至企事业单位、学校、社区等场所组织播放；可在开展健康教育讲座时适时播放；如果目标人群不方便外出，可发放至目标人群家庭使用。

不同的传播材料特点不同，使用上可有所侧重，如海报、招贴画适用于社会动员和倡导性传播活动；手册适用于系统性知识传播；折页、传单适用于重点性知识传播；宣传栏、黑板报适用于主体宣传性传播活动；光碟、录像带等音像材料适用于技能性传播活动。传播材料在正式使用前，需进行预试验，多采用定性研究的快速评估方法，可以了解目标人群对传播材料是否接受，以提高传播效果。

（二）社区健康教育服务

社区卫生服务机构为辖区内常住居民提供健康教育服务。

1. 健康教育服务内容

（1）宣传普及《中国公民健康素养——基本知识与技能及释义（2015 年版）》。配合有关部门开展公民健康素养促进行动。内容包括健康素养促进行动项目和健康中国行等。

（2）对青少年、妇女、老年人、残疾人、0～6 岁儿童家长等人群进行健康教育。青少年学生健康教育重点有卫生习惯养成、青春期教育、相关技能掌握等。妇女健康教育重点为家庭卫生、妇女儿童保健知识等。老年人重点开展老年保健和老年病预防的健康教育。青壮年重点为急救技能的健康教育。

（3）开展合理膳食、控制体重、适当运动、心理平衡、改善睡眠、限盐、控烟、限酒、科学就医、合理用药、戒毒等健康生活方式和可干预危险因素的健康教育。如开展针对当地主要健康危险因素的健康教育和干预活动；健康生活方式四大基石宣传教育；吸毒行为的干预、娱乐场所安全套的推广使用、限盐勺、控油壶发放使用等。

（4）开展心脑血管、呼吸系统、内分泌系统、肿瘤、精神疾病等重点慢性非传染性疾病和结核病、肝炎、艾滋病等重点传染性疾病的健康教育。

（5）开展食品卫生、职业卫生、放射卫生、环境卫生、饮水卫生、学校卫生和计划生育等公共卫生问题的健康教育。

（6）开展突发公共卫生事件应急处置、防灾减灾、家庭急救等健康教育。

（7）宣传普及医疗卫生法律法规及相关政策。

2. 健康教育服务形式及要求

（1）提供健康教育资料

1）发放印刷资料：印刷资料包括健康教育折页、健康教育处方和健康手册等。放置在乡镇卫生院、村卫生室、社区卫生服务中心（站）的候诊区、诊室、咨询台等处。每个机构每年提供不少于 12 种内容的印刷资料，并及时更新补充，保障使用。

2）播放音像资料：音像资料为视听传播资料，如 VCD、DVD 等各种影音视频资料。于机构正常应诊的时间内，在乡镇卫生院、社区卫生服务中心门诊候诊区、观察室、健教室等场所或宣传活动现场播放。每个机构每年播放音像资料不少于 6 种。

（2）设置健康教育宣传栏：乡镇卫生院和社区卫生服务中心宣传栏不少于 2 个，村卫生室和社区卫生服务站宣传栏不少于 1 个，每个宣传栏的面积不少于 2m²。宣传栏一般设置在机构的户外、健康教育室、候诊室、输液室或收费大厅的明显位置，宣传栏中心位置距地面 1.5～1.6m 高。每个机构每 2 个月最少更换 1 次健康教育宣传栏内容。

（3）开展公众健康咨询活动：利用各种健康主题日或针对辖区重点健康问题，开展健康咨询活动并发放宣传资料。每个乡镇卫生院、社区卫生服务中心每年至少开展 9 次公众健康咨询活动。

（4）举办健康知识讲座：定期举办健康知识讲座，引导居民学习、掌握健康知识及必要的健康技能，促进辖区内居民的身心健康。每个乡镇卫生院和社区卫生服务中心每月至少举办 1 次健康知识讲座，村卫生室和社区卫生服务站每 2 个月至少举办 1 次健康知识讲座。

健康专题讲座具体实施步骤如下：

1）确定主题。根据本社区主要健康问题和疾病及危险因素现状等确定主题。

2）确定授课老师。根据讲课主题，确定授课老师，并共同商讨，确定授课教案（文稿、PPT）。查阅、收集资料，编写教案。

3）落实场地、设备。根据容纳人数、交通便利程度、设备条件等因素选择讲座场地，并准备好签到表、效果评价问卷、背景板、海报、宣传单、展板、宣传册、限盐勺、控油壶等健康教育材料及实物。

4）发放通知。利用社区内公告栏海报、电话、广播、短信、业主论坛等形式，最迟在讲座开始的前一周发布通知，并在讲课前一天再次进行提示。通知需明确讲座时间、地点、主题、主要内容、授课老师、主要目标人群等。

5）讲座实施提前做好场地布置。摆放背景板、桌椅、健康教育资料等物品，准备黑板、投影仪、幕布音响等设备。安排听课者签到（最好留联系方式）、领取资料。建议有条件的老师采用多媒体教学，在讲座中恰当运用图片、漫画、视频、动画等元素；尽可能采用参与式教学方式，安排提问和互动环节，充分调动听课者的积极性；结合主题，发放健康教育资料（如知识手册）或实物（如限盐勺）。

6）过程及效果评价。可采用问卷调查的形式，课堂前后发放问卷，了解听课者知识掌握情况，对讲座的满意度、意见和建议等；亦可通过个人访谈和小组讨论随机选择 6~8 名听课者，以个人访谈或小组讨论的形式，了解听课者对讲座的满意度、意见和建议等。

（5）开展个体化健康教育：个体化健康教育是健康教育服务的重要形式，是对服务对象开展的面对面、个性化的健康指导和行为干预，具有针对性强、效果明显等特点。

乡镇卫生院、村卫生室和社区卫生服务中心（站）的医务人员在提供门诊医疗、上门访视等医疗卫生服务时，要开展有针对性的个体化健康知识和健康技能的教育。

1）门诊患者个体化健康教育：社区医生接诊时对患者健康状况进行了解，其中需包含健康检查及健康危险因素问询、根据检查和问询结果为居民及就诊的患者发放对应的健康教育处方。

2）住院患者个体化健康教育：根据患者入院评估结果，在患者入院住院期间及出院前，利用一切与患者及其家属接触的机会针对患者的身体状况及时进行健康教育宣传，普及健康知识，制订针对性的干预措施。方法和手段包括：示范讲解、演示、宣教材料发放、患者自己阅读等。

3）重点人群个体化健康教育：针对重点人群进行定期随访，开展健康教育指导和康复技能指导工作，传播健康知识；针对重点疾病患者提供健康咨询，如用药、日常饮食、健康生活方式的正确指导，发放健康教育处方，以减少慢性病患者并发症的发生。

4）个体化健康教育的工作流程：在提供门诊医疗、上门访视等医疗卫生服务时开展针对性的健康知识和健康技能教育，可按 SOAP 的步骤进行。

患者主诉（S）：患者描述自己的健康问题。

健康检查（O）：检查明确患者的健康状况。

问题评估（A）：根据客观体检指标，评估患者主要健康问题及健康危险因素。

制订干预计划（P）：根据评估结果，制订治疗方案和健康教育方案。

预约复诊：约定下一次就诊时间。

任务实施

具体见表 6-2-2。

表 6-2-2 任务二中"任务导入"材料分析

工作流程	内容要点	注意事项
制订和实施年度计划	收集辖区内健康相关信息，明确辖区内主要健康问题，开展目标人群的健康需求评估，制订和实施年度计划	
提供健康教育资料，设置教育宣传栏	明确辖区内常见病、多发病和季节性高发病等主要健康问题，确定健康教育的核心信息和目标人群—结合实际，编制、编写或委托制作健康教育资料和宣传栏—发放健康教育资料。定期更换宣传栏内容	
开展公众健康咨询活动	确定活动主题与内容—准备活动资料—协调活动场地—发放活动通知—组织目标人群—活动实施—填写活动记录	
举办健康知识讲座	确定讲座主题—编写教案—确定授课老师—落实场地、设备—发放通知—活动实施—填写活动记录	
开展个体化健康教育	对就诊对象的健康问题、健康危险因素进行综合评估—确定健康教育内容—讲解有关疾病知识健康知识、合理用药知识、自我保健技能等	

（田淑军 李芳芳）

任务三

预防接种服务

任务目标

1. 掌握预防接种服务内容。
2. 熟悉儿童免疫程序。
3. 能根据儿童情况开展预防接种工作。

任务导入

某儿童于 2020 年 5 月 11 日出生，出生当天在出生医院产科预防接种室接种了首剂乙肝疫苗和 1 剂次卡介苗，出院后家长前往居住地接种单位建档和建证。

6 月 11 日，该儿童家长带儿童前来接种疫苗。

问题 1：如果你是该儿童居住地接种单位登记人员，如何对该儿童进行疫苗接种前的知情告知？

问题 2：如果你是接种台的接种医生，接种前如何进行"三查七对一验证"？接种后应记录哪些预防接种信息?

相关理论知识

（一）预防接种相关基础

1. 预防接种的概念　预防接种是指利用人工制备的抗原或者抗体通过适宜的途径对机体进行接种，使机体获得对某种传染病的特异免疫力，以提高个体或整个群体的免疫水平，有针对性地预防和控制某种传染病的发生和流行。

2. 预防接种的意义　预防接种是全球公共卫生领域公认的最经济、最有效的疾病控制策略，对降低传染病的发病率和死亡率发挥了巨大作用。其预防传染病的效果是其他医疗措施不可取代的。

3. 疫苗分类　根据 2005 年 3 月 24 日国务院公布的《疫苗流通和预防接种管理条例》，将疫苗分为第一类疫苗和第二类疫苗。第一类疫苗是指政府免费向公民提供，公民应当依照政府的规定受种的疫苗，包括国家免疫规划疫苗，省级人民政府在执行国家免疫规划时增加的疫苗，县级及以上人民政府或者其卫生行政部门组织开展的应急接种或群体性预防接种所使用的疫苗，如乙肝疫苗、卡介苗、脊髓灰质炎减毒活疫苗、百白破联合疫苗、麻腮风联合疫苗、甲肝疫苗脑膜炎球菌多糖疫苗、乙脑疫苗等。第二类疫苗是指由公民自费并且自愿受种的其他疫苗，如水痘疫苗、流感疫苗、B 型流感嗜血杆菌结合疫苗、肺炎球菌疫苗、轮状病毒疫苗、伤寒 Vi 多糖疫苗、细菌性痢疾疫苗等。

4. 疫苗的储存

（1）疫苗应按品种批号、有效期分类码放，并做好相应标识。对短效期疫苗应当给予标记。过期和报废疫苗不得与有效期内的疫苗在同一个冷链设备内存放。疫苗要摆放整齐，疫苗与箱壁、疫苗与疫苗之间应留有 1～2cm 的空隙。疫苗不应放置冰箱门内搁架上，含吸附剂疫苗不可贴壁放置。

（2）第一、二类疫苗应在不同疫苗存储设备中存放，暂无条件的接种单位可在同一存储设备中存放，但应集中存放在不同区域且有明显标识。

（3）接种单位必须按照疫苗使用说明书、《预防接种工作规范》和《疫苗储存和运输管理规范》等有关疫苗储存、运输温度的要求储存和运输疫苗。接收的乙肝疫苗、麻风疫苗、五联疫苗在 2～8℃条件下避光储存，脊灰减毒活疫苗在 -20℃以下保存。

（4）接种单位在存放、取用疫苗时应当及时开关冰箱、冷藏箱（包）门/盖，尽可能减少疫苗暴露于控制温度范围外的时间。

（5）在接种疫苗时，使用台式冰箱临时存放疫苗的，应预先开启台式冰箱，冰箱内环境温度达到 2～8℃后，再将接种所使用的疫苗存放进去。

5. 国家免疫规划疫苗接种的一般原则

（1）接种年龄

1）接种起始年龄：免疫程序表所列各疫苗剂次的接种时间，是指可以接种该剂次疫苗的最小年龄。

2）儿童年龄达到相应剂次疫苗的接种年龄时，应尽早接种，建议在下述推荐的年龄之前完成国家免疫规划疫苗相应剂次的接种。

乙肝疫苗第 1 剂：出生后 24h 内完成。

卡介苗：小于 3 月龄完成。

乙肝疫苗第 3 剂、脊灰疫苗第 3 剂、百白破疫苗第 3 剂、麻腮风疫苗第 1 剂、乙脑减毒活疫苗第 1 剂或乙脑灭活疫苗第 2 剂：小于 12 月龄完成。

A 群流脑多糖疫苗第 2 剂：小于 18 月龄完成。

麻腮风疫苗第 2 剂、甲肝减毒活疫苗或甲肝灭活疫苗第 1 剂、百白破疫苗第 4 剂：小于 24 月龄完成。

乙脑减毒活疫苗第 2 剂或乙脑灭活疫苗第 3 剂、甲肝灭活疫苗第 2 剂：小于 3 周岁完成。

A 群 C 群流脑多糖疫苗第 1 剂：小于 4 周岁完成。

脊灰疫苗第 4 剂：小于 5 周岁完成。

白破疫苗、A 群 C 群流脑多糖疫苗第 2 剂、乙脑灭活疫苗第 4 剂：小于 7 周岁完成。

如果儿童未按照上述推荐的年龄及时完成接种，应根据补种通用原则和每种疫苗的具体补种要求尽早进行补种。

（2）接种部位：疫苗接种途径通常为口服、肌内注射、皮下注射和皮内注射，注射部位通常为上臂外侧三角肌处和大腿前外侧中部。当多种疫苗同时注射接种（包括肌内、皮下和皮内注射）时，可在左右上臂、左右大腿分别接种，卡介苗选择上臂。

（3）同时接种原则

1）不同疫苗同时接种：两种及以上注射类疫苗应在不同部位接种。严禁将两种或多种疫苗混合吸入同一支注射器内接种。

2）现阶段的国家免疫规划疫苗均可按照免疫程序或补种原则同时接种。

3）不同疫苗接种间隔：两种及以上注射类减毒活疫苗如果未同时接种，应间隔不小于 28d 进行接种。国家免疫规划使用的灭活疫苗和口服类减毒活疫苗，如果与其他灭活疫苗、注射或口服类减毒活疫苗未同时接种，对接种间隔不做限制。

（4）补种通用原则：未按照推荐年龄完成国家免疫规划规定剂次接种的小于 18 周岁人群，在补种时掌握以下原则。

1）应尽早进行补种，尽快完成全程接种，优先保证国家免疫规划疫苗的全程接种。

2）只需补种未完成的剂次，无须重新开始全程接种。

3）当遇到无法使用同一厂家同种疫苗完成接种程序时，可使用不同厂家的同种疫苗完成后续接种。

（5）流行季节疫苗接种：国家免疫规划使用的疫苗都可以按照免疫程序和预防接种方案的要求，全年（包括流行季节）开展常规接种，或根据需要开展补充免疫和应急接种。

6．国家免疫规划免疫儿童免疫程序　详见表 6-3-1。

表6-3-1　国家免疫规划免疫儿童免疫程序（2021）

可预防疾病	疫苗种类	接种途径	剂量	英文缩写	接种年龄														
					出生时	1月	2月	3月	4月	5月	6月	8月	9月	18月	2岁	3岁	4岁	5岁	6岁
乙型病毒性肝炎	乙肝疫苗	肌内注射	10μg或20μg	HepB	1	2					3								
结核病①	卡介苗	皮内注射	0.1ml	BCG	1														
脊髓灰质炎	脊灰灭活疫苗	肌内注射	0.5ml	IPV			1	2											
脊髓灰质炎	脊灰减毒活疫苗	口服	1粒或2滴	bOPV					3								4		
百日咳、白喉、破伤风	百白破疫苗	肌内注射	0.5ml	DTaP				1	2	3				4					
百日咳、白喉、破伤风	白破疫苗	肌内注射	0.5ml	DT															5
麻疹、风疹、流行性腮腺炎	麻腮风疫苗	皮下注射	0.5ml	MMR								1		2					
流行性乙型脑炎②	乙脑减毒活疫苗	皮下注射	0.5ml	JE-L								1			2				
流行性乙型脑炎②	乙脑灭活疫苗	肌内注射	0.5ml	JE-I								1、2			3				4
流行性脑脊髓膜炎	A群流脑多糖疫苗	皮下注射	0.5ml	MPSV-A							1		2						
流行性脑脊髓膜炎	A群C群流脑多糖疫苗	皮下注射	0.5ml	MPSV-AC												3			4
甲型病毒性肝炎③	甲肝减毒活疫苗	皮下注射	0.5ml或1.0ml	HepA-L										1					
甲型病毒性肝炎③	甲肝灭活疫苗	肌内注射	0.5ml	HepA-I										1	2				

注：① 主要指结核性脑膜炎、栗粒性肺结核等。
② 选择乙脑减毒活疫苗接种时，采用2剂次接种程序。选择乙脑灭活疫苗接种时，采用4剂次接种程序；乙脑灭活疫苗第1、2剂间隔7~10d。
③ 选择甲肝减毒活疫苗接种时，采用1剂次接种程序。选择甲肝灭活疫苗接种时，采用2剂次接种程序。

（二）社区预防接种服务

社区卫生服务机构为辖区内 0～6 岁儿童和其他重点人群提供预防接种服务。服务内容包括如下几个方面。

1．预防接种管理

（1）建档建卡。及时为辖区内所有居住满 3 个月的 0～6 岁儿童建立预防接种证和预防接种卡（簿）等儿童预防接种档案。

（2）预约通知。采取预约、通知单、电话、手机短信、网络、广播通知等适宜方式，通知儿童监护人，告知接种疫苗的种类、时间、地点和相关要求。在边远山区、海岛、牧区等交通不便的地区，可采取入户巡回的方式进行预防接种。

（3）查漏补缺。每半年对辖区内儿童的预防接种卡（簿）进行 1 次核查和整理，查缺补漏，并及时进行补种。

2．预防接种　根据国家免疫规划疫苗免疫程序，对适龄儿童进行常规接种。在部分省份对重点人群接种出血热疫苗。在重点地区对高危人群实施炭疽疫苗、钩体疫苗应急接种。根据传染病控制需要，开展乙肝、麻疹、脊灰等疫苗强化免疫或补充免疫、群体性接种工作和应急接种工作。

（1）接种前的工作：接种工作人员在对儿童接种前应查验儿童预防接种证（卡、簿）或电子档案，核对受种者姓名、性别、出生日期及接种记录，确定本次受种对象、接种疫苗的品种。询问受种者的健康状况以及是否有接种禁忌等，告知受种者或者其监护人所接种疫苗的品种、作用、禁忌、不良反应以及注意事项，可采用书面或（和）口头告知的形式，并如实记录告知和询问的情况。

（2）接种时的工作：接种工作人员在接种操作时再次查验并核对受种者姓名、预防接种证、接种凭证和本次接种的疫苗品种，核对无误后严格按照《预防接种工作规范》规定的接种月（年）龄、接种部位、接种途径、安全注射等要求予以接种。接种工作人员在接种操作时再次进行"三查七对一验证"，无误后予以预防接种。三查：检查受种者健康状况和接种禁忌证，查对预防接种卡（簿）与儿童预防接种证，检查疫苗、注射器外观与批号、效期；七对：核对受种对象姓名、年龄、疫苗品名、规格、剂量、接种部位、接种途径；一验证：请家长或监护人检查疫苗名称、效期并签字。

（3）接种后的工作：告知儿童监护人，受种者在接种后应在留观室观察 30min。接种后及时在预防接种证、卡（簿）上记录，与儿童监护人预约下次接种疫苗的种类、时间和地点。有条件的地区录入计算机并进行网络报告。

3．疑似预防接种异常反应处理　如发现疑似预防接种异常反应，接种人员应按照《全国疑似预防接种异常反应监测方案》的要求进行处理和报告。

任务实施

具体见表 6-3-2。

表 6-3-2   任务三中"任务导入"材料分析

工作流程	内容要点	注意事项
预防接种管理	1. 及时为辖区内所有居住满 3 个月的 0~6 岁儿童建立预防接种证和预防接种卡等儿童预防接种档案 2. 采取预约、通知单、电话、手机短信、网络、广播通知等适宜方式，通知儿童监护人，告知接种疫苗的种类、时间、地点和相关要求。在交通不便的地区，可采取入户巡回的方式进行预防接种 3. 每半年对辖区内儿童的预防接种卡进行 1 次核查和整理	
预防接种	该患儿为满月新生儿，应进行乙肝疫苗第二针次的接种。 1. 接种前，查验儿童档案，核对受种者信息；询问健康状况以及是否有接种禁忌等，告知受种者或者其监护人所接种疫苗的品种、作用、禁忌、不良反应以及注意事项。如实记录告知和询问情况 2. 接种时，再次"进行三查七对一验证"。三查：检查受种者健康状况和接种禁忌证，查对预防接种卡（簿）与儿童预防接种证，检查疫苗、注射器外观与批号、效期；七对：核对受种对象姓名、年龄、疫苗品名、规格、剂量、接种部位、接种途径。一验证：请家长或监护人检查疫苗名称、效期并签字。核对无误后严格按照规定予以接种 3. 接种后，告知在留观室观察 30min，及时在档案中做好记录，预约下次接种疫苗事宜	
疑似预防接种异常反应处理	如发现疑似预防接种异常反应，接种人员应按照《全国疑似预防接种异常反应监测方案》的要求进行处理和报告	

（田淑军   赵   鑫）

任务四

0~6 岁儿童健康管理服务

任务目标

1. 掌握 0~6 岁儿童健康管理内容。
2. 熟悉 0~6 岁儿童健康管理流程。
3. 能按规范要求开展儿童健康管理工作。

任务导入

一名 10 月龄男童由家长带到社区卫生服务中心进行常规体检。医生询问喂养史：5 月龄开始添加米汤、蛋黄等辅食，8 月龄断母乳，现每日喝配方奶 750ml 左右，米糊用奶瓶喂养，每天 1~2 次。最近该幼童经常将食物含在口中不肯下咽、进食量较以前明显减少。上次体检后至今未曾患病。

社区医生对该幼童进行了详细的体格检查：体重 8.8kg，身长 70.5cm，头围 44.2cm，前囟 1.0cm×1.0cm，口唇黏膜苍白、甲床苍白，余各项体格发育基本正常，发育评估正常。

6 月龄体检时未做血常规检测。

问题 1：如果你是社区卫生服务中心的儿保医生，你考虑这个儿童可能存在什么问题？

问题 2：应该如何对家长进行健康指导？

相关理论知识

0～6 岁儿童健康管理是妇幼保健服务的重要内容，对降低儿童死亡率、促进儿童生长发育和健康成长起着重要作用。

（一）儿童保健相关基础

1. 儿童保健服务要求

（1）宣传并普及科学育儿知识。

（2）早期发现、早期诊断和早期治疗或转诊儿童疾病。

（3）定期进行生长发育监测、评估和指导，早期发现偏离、缺陷及时干预或转诊。

（4）指导母乳喂养、辅食添加、膳食指导，培养良好的饮食行为，注意食品安全。

（5）提供心理行为发育咨询指导，促进儿童早期发展。

（6）按时接种疫苗，预防传染病发生。

（7）开展高危儿童筛查、监测、干预及转诊工作。

（8）预防儿童意外伤害的发生。

2. 儿童生长发育评价

小儿生长发育常用评价方法有均值离差法、百分位法（中位数百分位法）、身体指数法、曲线图评价法等。

（1）均值离差法：正常儿童生长发育的状况多呈正态分布，常用均值离差法，即将个体儿童的体格测量数值与生长评价标准中的均值（$\bar{x}$）及标准差（S）比较，根据实测数值在均值上下所处位置，确定和评价儿童体格生长情况。通常 $\bar{x} \pm S$ 包含 68% 的总体，$\bar{x} \pm 2S$ 包含 95% 的总体，$\bar{x} \pm 3S$ 包含 99% 的总体。根据离均差的范围不同分成上（中上）、中（中下）、下三等级或五等级进行评价。通常以 $\bar{x} \pm 2S$（包含 95% 的总体）为正常范围，"中"或"中上"正常；"中下"可为正常，也可为轻度营养不良；"上"要与肥胖区别；"下"要与营养不良区别。

（2）百分位数法：是常用的体格生长评价方法，适用于正态分布，也适用于非正态分布。百分位法是将一组变量值（如身高、体重）按从小到大排序，求出与某一百分位相对应的值，常用 P3、P10、P25、P50、P75、P90、P97 来划分等级。其中 P50 相当于均值离差法的均数，P3 相当于离差法中的 $\bar{x} \pm 2S$，P97 相当于离差法中的 $\bar{x} \pm 2S$。P3～P97 包括了全部样本的 95%，属正常范围。可直接用百分位法进行分级评价。

（3）身体指数法：是根据人体各部位间的比例关系，借助一定数学公式，将 2 项及 2 项以上指标结合成指数，以评价儿童营养、体型等状况。

1）体重指数（BMI）：主要反映体形的胖瘦，国际上推荐为确定肥胖症最适用的指标，常用于区别正常或肥胖和评价肥胖程度。BMI 的计算公式如下。

$$\text{BMI} = \text{体重（kg）} / \text{身高的平方（m}^2\text{）}$$

2）身高体重指数：每厘米身高的重量。指数随着年龄的增加而加大。身高体重指数的计算公式如下。

$$身高体重指数 = 体重（kg）/身高（cm）×100$$

3）身高胸围指数：反映胸围与身高之间的比例关系，与小儿的胸廓发育及皮下脂肪有关。此指数在3个月内有一定的增加，以后随年龄的增加而逐渐减少。粗壮型此指数较高，纤细型此指数较低。身高胸围指数的计算公式如下。

$$身高胸围指数 = 身高（cm）/胸围（cm）×100$$

4）身高坐高指数：表示人体坐高占身高比例的一个指数。随着年龄的增长，上身占身长的比例逐渐减少，而下身所占的比例逐渐增加。身高坐高指数的计算公式如下。

$$身高坐高指数 = 身高（cm）/坐高（cm）×100$$

（4）曲线图评价法：曲线图是定期连续对儿童的身高或体重进行测量，以观察、分析身高和体重的增长情况。生长发育监测图，是根据不同性别的各年龄组正常儿童横断面的体格生长（体重或身高）调查资料标记在身高、体重图上制成参考曲线。若小儿体格生长曲线在P3～P97两条参考曲线间且与参考曲线走向平行，说明生长水平正常。在连续的生长观察中，如小儿体重下降、不增或增长不足，应分析原因，尽早发现生长迟缓，及时采取措施，促进生长发育。

（5）骨龄评价法：骨龄是指生长过程中骨的钙化成熟度。通常采用X线检查儿童某部位骨化中心出现的时间数目及干端融合情况来测定骨龄。骨龄反映儿童发育成熟度，较实足年龄更为准确，临床上有重要价值。腕骨是骨龄检查常选的部位，出生时无骨化中心。出生后3个月左右出现头状骨、钩骨；约1岁出现下桡骨；2～3岁出现三角骨；3～5岁出现月骨及大、小多角骨；5～6岁出现舟骨；6～7岁出现下尺骨；9～10岁出现豌豆骨。腕部骨化中心共10个，9岁前腕部骨化中心数约为其年龄加1。上肢桡骨远端骨化中心于10个月时出现，尺骨远端到6～8岁时才出现。

3．儿童心理行为发育评估

（1）目的：定期对儿童进行心理行为发育评估，及时掌握不同年龄儿童的心理行为发育水平，营造良好环境，科学地促进儿童健康发展。早期发现、及时消除影响儿童心理行为发育的生物、心理和社会不利因素，早期识别儿童心理行为发育偏异，有针对性地开展随访和管理。

（2）时间：在儿童健康体检同时进行儿童心理行为发育监测与指导，即婴儿期至少4次，建议分别在3、6、8和12月龄；3岁及以下儿童每年至少2次，每次间隔6个月，时间在1岁半、2岁、2岁半和3岁时；3岁以上儿童每年至少1次。

（3）监测方法：在健康检查时，根据社区卫生服务中心和乡（镇）卫生院的条件，结合家长需要，采用以下方法进行筛查。

1）儿童生长发育监测图：监测8项儿童心理行为发育指标，即抬头、翻身、独坐、爬行、独站、独走、扶栏上楼梯、双脚跳。通过检查了解儿童在监测图中相应月龄的运动指标发育情况；如果某项运动发育指标至箭头右侧月龄仍未通过，提示有发育偏异或异常的可能。

2）预警征象：根据儿童心理行为发育问题预警征象进行筛查（表6-4-1）。检查有无相应月龄的预警症状，发现相应情况在"□"内打"√"。发现该年龄段任何一条预警征象应及时登记并转诊。

表6-4-1 儿童心理行为发育问题预警征象筛查表

年龄	预警征象		年龄	预警征象	
3月	1. 对很大声音没有反应	□	6月	1. 发音少，不会笑出声	□
	2. 逗引时不发音或不会微笑	□		2. 不会伸手抓物	□
	3. 不注视人脸，不追视移动的人或物品	□		3. 紧握拳松不开	□
	4. 俯卧时不会抬头	□		4. 不能扶坐	□
8月	1. 听到声音无应答	□	12月	1. 呼唤名字无反应	□
	2. 不会区分生人和熟人	□		2. 不会模仿"再见"或"欢迎"动作	□
	3. 双手间不会传递玩具	□		3. 不会用拇指、示指对捏小物品	□
	4. 不会独坐	□		4. 不会扶物站立	□
18月	1. 不会有意识叫"爸爸"或"妈妈"	□	24月	1. 不会说3个物品的名称	□
	2. 不会按要求指人或物	□		2. 不会按吩咐做简单事情	□
	3. 与人无目光交流	□		3. 不会用勺吃饭	□
	4. 不会独走	□		4. 不会扶栏上楼梯/台阶	□
30月	1. 不会说2~3个字的短语	□	36月	1. 不会说自己的名字	□
	2. 兴趣单一、刻板	□		2. 不会玩"拿棍当马骑"等假想游戏	□
	3. 不会示意大小便	□		3. 不会模仿画圆	□
	4. 不会跑	□		4. 不会双脚跳	□
4岁	1. 不会说带形容词的句子	□	5岁	1. 不能简单叙说事情经过	□
	2. 不能按要求等待或轮流	□		2. 不知道自己的性别	□
	3. 不会独立穿衣	□		3. 不会用筷子吃饭	□
	4. 不会单脚站立	□		4. 不会单脚跳	□
6岁	1. 不会表达自己的感受或想法	□			
	2. 不会玩角色扮演的集体游戏	□			
	3. 不会画方形	□			
	4. 不会奔跑	□			

注：适用于0~6岁儿童。检查有无相应月龄的预警征象，发现相应情况在"□"内打"√"。该年龄段任何一条预警征象阳性，提示有发育偏异的可能。

（二）儿童社区健康管理

按照《国家基本公共卫生服务规范（第三版）》的规定，社区卫生服务机构免费为辖区内0~6岁儿童提供健康管理服务。服务内容包括：建立"母子健康手册"、新生儿家庭访视、新生儿满月健康管理、婴幼儿健康管理共 8 次、学龄前儿童健康管理每年 1 次。

1．新生儿家庭访视　新生儿出院后 1 周内完成家庭访视。

（1）主要内容

1）了解出生时情况、预防接种，新生儿疾病筛查情况，对居住环境进行评估和指导。

2）询问喂养、睡眠、大小便、测量体温，观察面色、皮肤（黄疸），检查脐部、呼吸、口腔、五官、胸部、腹部、四肢、肛周外生殖器等，测量身长（身高）、体重。

3）指导喂养、发育监测、疾病、伤害预防和口腔保健。

4）如未接种卡介苗和第 1 剂乙肝疫苗，提醒家长尽快补种；如未接受新生儿疾病筛查，告知家长到具备筛查条件的医疗保健机构补筛。

5）建立"母子健康手册"。

6）低出生体重、早产、双多胎或有出生缺陷的新生儿（高危新生儿）根据实际情况增加访视次数。

7）填写新生儿家庭访视记录表，录入妇幼信息平台。

（2）转诊指征

1）体温≥38℃或≤35℃。

2）皮肤苍白、发绀、发花和厥冷、出血点和瘀斑、明显黄染、皮肤硬肿、脱水征象、皮肤脓疱、脐部周围皮肤发红和肿胀，有脓液渗出。

3）呼吸频率＜20 次 /min 或＞60 次 /min、呼吸困难（呼气性呻吟、胸凹陷）、喘息呼吸、呼吸暂停。

4）发绀或苍白、肢端凉，心率快，肢端毛细血管充盈时间延长（＞3s）。

5）心率＜100 次 /min 或＞160 次 /min，明显的心律不齐，严重发绀。

2．新生儿满月健康管理　新生儿满 28～30d，结合乙肝疫苗第二针接种，在乡镇卫生院、社区卫生服务中心进行满月健康管理。

（1）主要内容

1）询问新生儿的喂养、睡眠、大小便情况，观察皮肤黄疸等。

2）测量体重、身长、头围并评价。

3）指导喂养、生长发育监测、疾病及伤害预防等。

4）填写 1～8 月龄儿童健康检查记录表（满月栏）。

（2）转诊指征：同前。

3．婴幼儿健康管理　在儿童 3、6、8、12、18、24、30、36 月龄进行，共 8 次，地点在乡镇卫生院、社区卫生服务中心，偏远地区可在村卫生室、服务站。

（1）主要内容

1）询问上次随访到本次随访之间的婴幼儿喂养、患病等情况。

2）测量体重、身长、头围及体检，6～8、18、30 月龄时分别进行 1 次血常规（或血红蛋白）检测，6、12、24、36 月龄时使用分别进行 1 次听力筛查。

3）对生长发育进行评价，对心理行为进行预警征象评估。

4）指导母乳喂养、辅食添加、合理膳食、生长发育、伤害预防、口腔保健、常见疾病防治等。

5）体检结束后督促接受预防接种（注意检查有无禁忌证）。

6）填写1~8月龄儿童健康检查记录表；12~30月龄儿童健康检查记录表。

（2）转诊指征

1）对低体重、生长迟缓、营养性缺铁性贫血及维生素D缺乏性佝偻病儿童进行登记，并转入儿童营养性疾病管理。

2）对儿童心理行为发育筛查结果可疑或异常的儿童进行登记并转诊。

3）出现下列情况之一，且无条件诊治者应转诊：皮肤有皮疹、糜烂、出血点等，淋巴结肿大、压痛；头围过大或过小，前囟张力过高，颈部活动受限或颈部包块；眼外观异常、溢泪或溢脓、结膜充血、眼球震颤，婴儿不注视、不追视；耳、鼻有异常分泌物，有龋齿；听力筛查未通过；心脏杂音，心律不齐，肺部呼吸音异常；肝大、脾大，腹部触及包块；脊柱侧凸或后突，四肢不对称、活动度或肌张力异常，疑有发育性髋关节发育不良；外生殖器畸形、睾丸未降、阴囊水肿或包块；在健康检查中发现任何不能处理的情况。

4．学龄前儿童健康管理　4~6岁儿童每年提供1次健康管理服务，散居儿童在乡镇卫生院、社区卫生服务中心，集体儿童可在托幼机构进行。

（1）主要内容

1）询问上次随访到本次随访之间的膳食、患病等情况。

2）测量体重、身高、视力及体检，4岁、5岁和6岁分别免费测1次血常规（或血红蛋白）。

3）对体格发育进行评价，对心理行为进行预警征评估。

4）指导合理膳食、生长发育、疾病预防、预防伤害、口腔保健等。

5）督促体检结束后接受预防接种。

6）填写：3~6岁儿童健康检查记录表。

（2）转诊指征

1）对低体重、生长迟缓、消瘦、肥胖及营养性缺铁性贫血儿童进行登记转入儿童营养性疾病管理。

2）对儿童心理行为发育筛查结果可疑或异常的儿童进行登记并转诊。

3）视力筛查异常登记并转诊。

4）体检异常儿童登记并转诊。

5）在健康检查中发现任何不能处理的情况及时转诊。

5．健康问题处理　对健康管理中发现的有营养不良、贫血、单纯性肥胖等情况的儿童应当分析其原因，给出指导或转诊的建议。对心理行为发育偏异、口腔发育异常（唇腭裂、诞生牙）、龋齿、视力异常或听力异常儿童应及时转诊并追踪随访转诊后结果。例如，缺铁性贫血的预防措施如下。

（1）胎儿期预防措施：孕妇膳食中应供给足够的铁，鼓励孕妇多食富含铁的食物，每餐应有鱼、肉、肝等动物性食物，饭后适当摄入富含维生素 C 的水果，以促进铁的吸收。可从妊娠第 3 个月开始，按元素铁 60mg/d 口服补铁，必要时可延续至产后，同时补充小剂量叶酸（400mg/d）及其他维生素和矿物质。

（2）婴儿期预防措施：出生时断脐带不可过早，分娩时延迟脐带结扎 2～3min，断脐带时使脐带位于胎儿之上，在脐动脉停搏后断脐带，这样可使新生儿增加血量75～125ml，增加婴儿铁储备。大力提倡母乳喂养，纯母乳喂养足月儿最迟从 4 月龄后补铁，剂量为元素铁每日 1mg/kg。5～6 月龄后可陆续添加含铁丰富的食物，如蛋黄、肝泥、鱼泥、动物血泥、豆泥、肉泥等。早产/低出生体重儿应从 4 周龄开始补铁，剂量为元素铁每日 2mg/kg，直至 1 周岁。4～6 月龄开始添加辅食。

（3）幼儿期预防措施：注意食物的均衡和营养，多提供富含铁食物，保证足够的动物性食物和豆类制品，同时鼓励进食蔬菜和水果，促进肠道铁吸收，纠正儿童厌食和偏食等不良行为习惯。

（4）按时进行健康检查：按照《0～6 岁儿童健康管理服务规范》的要求，在孩子 6 月龄或者 8 月龄、18 月龄、30 月龄、4 岁、5 岁和 6 岁时健康检查时常规进行血常规或血红蛋白的检测。

任务实施

具体见表 6-4-2。

表 6-4-2　任务四中"任务导入"材料分析

工作流程	内容要点	注意事项
喂养问题	考虑存在食物转换方法不当 主要表现在：该男童已 9 个月龄，尚未添加动物性食物，未尝试用勺喂辅食。添加的食物为糊状，未逐步转换成碎末状食物。儿童口腔的咀嚼吞咽等进食技能欠佳，导致吃辅食时常含在口中不下咽，进食量减少	
指导家长正确的喂养方法	1. 逐渐添加碎末状食物。除添加米糊、蔬菜、水果泥外，还应添加肉类肝脏、动物血等动物性食物。满 10 月龄后应过渡为碎、丁块状、指状食物。食物种类也应逐渐增加 2. 开始尝试用勺喂食。喂时要用勺子将食物送在儿童舌体的前端，让孩子自己通过口腔运动把食物移动到口腔后部进行吞咽，避免将食物直接送到舌体后端，否则容易造成卡噎或引起恶心、呕吐 3. 让该男童学习用手自我喂食，如用手拿着指条状食物、学习咀嚼，满 10 月龄后可让孩子学习自己用勺进食，练习用杯喝奶，每日独坐高椅与成人同桌进餐 1～2 次	
初步诊断	可能患营养性缺铁性贫血 依据：①铁储备和来源不足，6 月龄后婴儿体内储存铁消耗殆尽，且目前尚未开始添加富含铁的动物性食物。②临床表现：近期出现食欲缺乏及食量减少；体格检查发现口唇黏膜、甲床苍白等症状	
明确诊断	明确诊断需进行血常规检查，完善血红蛋白（Hb）、平均红细胞比积（MCV）、平均红细胞血红蛋白含量（MCH），平均红细胞血红蛋白浓度（MCHC）检查	

续表

工作流程	内容要点	注意事项
确诊后处理措施	纳入营养性缺铁性贫血登记管理，并给以口服铁剂治疗，按元素铁计算补铁剂量，即每日补充元素铁 $1\sim2mg/kg$，餐间服用，分 $2\sim3$ 次口服，$2\sim4$ 周后复查血常规，观察疗效，如果有效铁剂治疗 4 周后 Hb 上升 20g/L 以上，则铁剂治疗有效。如无改善或进行性加重应转至上级妇幼保健机构或专科门诊诊治	

（田淑军　王　蕾）

任务五
孕产妇健康管理服务

任务目标

1. 掌握孕产妇健康管理服务的内容。
2. 熟悉孕产妇健康管理服务流程。
3. 能开展产前检查、孕期保健指导和产后访视工作。

任务导入

孕妇王女士，怀孕 12 周在所属社区早孕建卡，因风险筛查阳性转诊至上级医院，风险因素为瘢痕子宫。后一直在三级医院检查，孕 28 周发现前置胎盘，有出血，风险评估升级。转诊至三级医院，孕 34 周剖宫产 1 女婴，2 200g，母女情况良好。出院后第 5d，居住地社区卫生服务中心进行了上门访视，无异常。产后 42d 到分娩医院接受健康检查。

问题 1：孕产妇健康管理的内容有哪些？
问题 2：孕产妇产后访视有什么要求？

相关理论知识

（一）孕产妇保健相关基础

孕产期保健服务包括孕前、孕期、分娩期、产褥期的全程系列保健服务。

1. **孕前保健**　是指为准备妊娠的夫妇提供以健康教育与咨询、孕前医学检查、健康状况评估和健康指导为主要内容的系列保健服务。

2. **孕期保健**　是指从确定妊娠之日开始至临产前，为孕妇及胎儿提供的系列保健服务。对妊娠应当做到早诊断、早检查、早保健。尽早发现妊娠合并症及并发症，及早干预。开展出生缺陷产前筛查和产前诊断。

（1）孕期保健内容：包括健康教育与咨询指导、全身体格检查、产科检查及辅助检查。其中，辅助检查包括基本检查项目和建议检查项目。基本检查项目为保证母婴安全基本的、必要的检查项目，建议检查项目根据当地疾病流行状况及医疗保健服务水平等实际情况确定。根据各孕期保健要点提供其他特殊辅助检查项目。

（2）孕期检查次数：孕期应当至少检查5次。其中孕早期至少检查1次，孕中期至少检查2次（建议分别在孕16~20周、孕21~24周各进行1次），孕晚期至少检查2次（其中至少在孕36周后进行1次），发现异常者应当酌情增加检查次数。

3．各时期保健重点　根据妊娠不同时期可能发生的危险因素、合并症、并发症及胎儿发育等情况，确定孕期各阶段保健重点。

（1）孕早期（妊娠12周+6天）：讲解孕期检查的内容和意义，给予营养、心理、卫生（包括口腔卫生等）和避免致畸因素的指导，提供疾病预防知识，告知出生缺陷产前筛查及产前诊断的意义和最佳时间等。筛查孕期危险因素，及时发现高危孕妇，并进行专案管理。对有合并症、并发症的孕妇及时诊治或转诊，必要时请专科医生会诊，评估是否适于继续妊娠。

（2）孕中期（妊娠13~27周+6天）：了解胎动出现时间，绘制妊娠图。筛查胎儿畸形，对需要做产前诊断的孕妇应当及时转到具有产前诊断资质的医疗保健机构进行检查。基本检查项目有妊娠16~24周超声筛查胎儿畸形。建议检查项目有妊娠16~20周知情选择进行唐氏综合征筛查；妊娠24~28周进行妊娠糖尿病筛查。进行营养、心理及卫生指导，告知产前筛查及产前诊断的重要性等。提倡适量运动，预防及纠正贫血。有口腔疾病的孕妇，建议到口腔科治疗。对发现的高危孕妇及高危胎儿应当专案管理，进行监测、治疗妊娠合并症及并发症，必要时转诊。

（3）孕晚期（妊娠28周及以后）：继续绘制妊娠图。妊娠36周前后估计胎儿体重，进行骨盆测量，预测分娩方式，指导其选择分娩医疗保健机构。基本检查项目包括进行1次肝功能、肾功能复查。建议检查项目为妊娠36周后进行胎心电子监护及超声检查等。

（4）进行孕妇自我监测胎动，纠正贫血，提供营养、分娩前心理准备、临产先兆症状、提倡住院分娩和自然分娩、婴儿喂养及新生儿护理等方面的指导。筛查危险因素，发现高危孕妇应当专案管理，监测、治疗妊娠合并症及并发症，必要时转诊。

4．产后访视　产后7d内进行家庭访视，出现母婴异常情况应当适当增加访视次数或指导及时就医。主要内容包括：

（1）了解产妇分娩情况、孕产期有无异常以及诊治过程。

（2）询问一般情况，观察精神状态、面色和恶露情况。

（3）监测体温、血压、脉搏，检查子宫复旧、伤口愈合及乳房有无异常。

（4）提供喂养、营养、心理、卫生及避孕方法等指导。关注产后抑郁等心理问题。督促产后42d进行母婴健康检查。

5．产后42d健康检查

（1）了解产褥期基本情况。

（2）测量体重、血压，进行盆腔检查，了解子宫复旧及伤口愈合情况。

（3）对孕产期有合并症和并发症者，应当进行相关检查，提出诊疗意见。

（4）提供喂养、营养、心理、卫生及避孕方法等指导。

（二）孕产妇社区健康管理

1．孕早期健康管理 孕 13 周前为孕妇建立"母子健康手册"，并进行第 1 次产前检查。

（1）进行孕早期健康教育和指导。

（2）孕 13 周前由孕妇居住地的乡镇卫生院、社区卫生服务中心建立"母子健康手册"。

（3）孕妇健康状况评估：询问既往史、家族史、个人史等，观察体态、精神等，并进行一般体检、妇科检查和血常规、尿常规、血型、肝功能、肾功能、乙型肝炎等实验室检查，有条件的地区建议进行血糖、阴道分泌物、梅毒血清学试验、HIV 抗体检测等实验室检查。

（4）开展孕早期生活方式、心理和营养保健指导，特别要强调避免致畸因素和疾病对胚胎的不良影响，同时告知和督促孕妇进行产前筛查和产前诊断。

（5）根据检查结果填写第 1 次产前检查服务记录表，对具有妊娠危险因素和可能有妊娠禁忌证或严重并发症的孕妇，及时转诊到上级医疗卫生机构，并在 2 周内随访转诊结果。

2．孕中期健康管理

（1）进行孕中期（孕 16～20 周、21～24 周各 1 次）健康教育和指导。

（2）孕妇健康状况评估：通过询问、观察、一般体格检查、产科检查、实验室检查对孕妇健康和胎儿的生长发育状况进行评估，识别需要做产前诊断和需要转诊的高危重点孕妇。

（3）对未发现异常的孕妇，除了进行孕期的生活方式、心理、运动和营养指导外，还应告知和督促孕妇进行预防出生缺陷的产前筛查和产前诊断。

（4）对发现有异常的孕妇，要及时转诊至上级医疗卫生机构。出现危急征象的孕妇，要立即转上级医疗卫生机构，并在 2 周内随访转诊结果。

3．孕晚期健康管理

（1）进行孕晚期（孕 28～36 周、37～40 周各 1 次）健康教育和指导。

（2）开展孕产妇自我监护方法、促进自然分娩、母乳喂养以及孕期并发症、合并症防治指导。

（3）对随访中发现的高危孕妇应根据就诊医疗卫生机构的建议督促其酌情增加随访次数。随访中若发现有高危情况，建议其及时转诊。

4．产后访视 乡镇卫生院、村卫生室和社区卫生服务中心（站）在收到分娩医院转来的产妇分娩信息后应于产妇出院后 1 周内到产妇家中进行产后访视，进行产褥期健康管理，加强母乳喂养和新生儿护理指导，同时进行新生儿访视。

（1）通过观察、询问和检查，了解产妇一般情况、乳房、子宫、恶露、会阴或腹部伤口恢复等情况。

（2）对产妇进行产褥期保健指导，对母乳喂养困难、产后便秘、痔疮、会阴或腹部伤口等问题进行处理。

（3）发现有产褥感染、产后出血、子宫复旧不佳、妊娠合并症未恢复者以及产后抑郁等问题的产妇，应及时转至上级医疗卫生机构进一步检查、诊断和治疗。

（4）通过观察、询问和检查了解新生儿的基本情况。

5. 产后 42d 健康检查

（1）乡镇卫生院、社区卫生服务中心为正常产妇做产后健康检查，异常产妇到原分娩医疗卫生机构检查。

（2）通过询问、观察、一般体检和妇科检查，必要时进行辅助检查对产妇恢复情况进行评估。

（3）对产妇应进行心理保健、性保健与避孕、预防生殖道感染、纯母乳喂养 6 个月、产妇和婴幼儿营养等方面的指导。

任务实施

具体见表 6-5-1。

表 6-5-1　任务五中"任务导入"材料分析

工作流程	内容要点	注意事项
孕早期健康管理	孕 12 周前 1 次产前检查，孕 13 周前为孕妇建立"母子健康手册"	
孕中期健康管理	孕中期（孕 16～20 周、21～24 周各 1 次）健康教育和指导	
孕晚期健康管理	孕晚期（孕 28～36 周、37～40 周各 1 次）健康教育和指导。28 周前每 4 周 1 次，29～36 周每 2 周 1 次，36～40 周每周 1 次。有特殊情况可增加检查次数	
产后访视	于产妇出院后 1 周内到产妇家中进行产后访视。产后 42d, 对产妇恢复情况进行评估	
转诊	在产前检查或产后访视中出现问题，转至上级医疗卫生机构进一步检查、诊断和治疗的孕产妇，均需在 2 周内随访转诊结果	

（田淑军　田　雨）

任务六

老年人健康管理服务

任务目标

1. 掌握老年人的生理特征、患病特点、健康管理目标和保健策略。

2. 熟悉老年人健康管理服务内容和服务流程。

3. 能为辖区内老年人开展健康管理服务工作。

任务导入

马某，女，75岁，高血压病史12年，一直服用硝苯地平（5mg/次，2次/d）控制血压，近半个月来头痛、乏力、视力模糊，自行将降压药增加为每日3次，仍不见好转，社区卫生服务中心就诊。现血压160/95mmHg（服药后），血脂、血糖正常。患者现已退休在家，平日喜欢高盐、高脂饮食，近日睡眠不好，从不运动，无烟酒嗜好。

问题1：马奶奶有哪些健康问题？

问题2：如果你是社区医生，应该对马奶奶作出哪些健康指导？

相关理论知识

（一）老年人健康管理技术

1. **老年人的生理特征** 人体在30岁左右生长发育达到顶峰，此后人体的组织结构和生理功能会逐渐出现退行性变化，主要表现为体内脏器组织萎缩、体重减轻、实质细胞总数减少，机体的再生能力、储备能力、防御能力等均降低，内环境稳定性降低。

（1）体表外形变化：皮肤干燥、皱纹多、弹性差、没有光泽，常有老年色素斑及白斑形成；须发变白，脱落稀疏；牙龈萎缩，牙齿松脱；眼睑下垂，眼球凹陷；身高下降，体重减轻等。

（2）各系统功能变化

1）呼吸系统：随着年龄的增长，老年人支气管黏膜萎缩，肺泡壁变薄，肺泡弹性减退，肺顺应性减退。肺血流量减少、胸廓顺应性降低。表现为肺通气量、肺活量降低，肺残气量增加，动脉血氧含量降低，气管黏膜纤毛运动减少，气管分泌物不易排出，易发生肺部感染。

2）循环系统：老年人的冠状动脉逐渐硬化，冠状动脉血流量减少，心脏收缩功能随年龄增长而下降，心输出量减少。心脏传导系统也发生改变，窦房结内的起搏细胞数量减少，心肌纤维减少，容易引起心率减慢及产生异位兴奋，出现心律失常。

3）消化系统：老年人食管和胃黏膜逐渐萎缩，胃腺体萎缩，胃蛋白酶和胃酸分泌随年龄增长而减少、食欲减退；胆汁、胰液分泌减少，对脂肪的消化能力明显减退；胃肠活动减弱排空时间延缓，小肠吸收功能减退，肛门括约肌松弛，故易发生消化不良、便秘、大便失禁等。

4）泌尿生殖系统：随着年龄增长，肾血管硬化，肾血流量减少，肾小球滤过率下降，肾小管的浓缩与稀释功能减退；膀胱括约肌收缩无力、膀胱容积变小，因而老年人常出现尿液稀释、尿频或尿失禁现象。

5）内分泌系统：随着年龄的增长，甲状腺腺体萎缩变小明显，甲状腺滤泡缩小，结缔组织增生，导致甲状腺功能减退，分泌甲状腺素减少，从而引起老年人代谢降低、耐寒力差及活动能力下降。胰腺随着年龄的增长萎缩变小、纤维化、硬化，胰岛功能减退，胰岛素分泌减少。因此，老年人容易发生糖尿病。

6）运动系统：随着年龄的增长，运动系统结构和功能逐渐发生退行性改变，尤其是脊柱、膝关节、髋关节，严重影响老年人的日常生活及生活质量。老年人脊柱缩短、椎间盘变薄，故身高变矮。由于骨骼、关节、肌肉的老化，导致老年人在活动上受到很大的限制，亦容易跌倒，所以应特别注意跌倒安全问题。

7）神经系统：随着年龄的增加，神经系统的结构和功能也将发生一系列变化。主要表现在大脑重量逐渐减轻，脑细胞数量明显减少。神经细胞和神经递质减少。因而易出现自主神经功能紊乱，甚至发生老年性精神症状和老年性痴呆。

8）感官系统：老年人视力下降，视野缩小，出现老花眼；眼底血管硬化、视网膜变薄，晶体浑浊，易患白内障、青光眼等眼科疾病。由于听力下降，对高音量或噪声易产生焦虑，常有耳鸣。

9）免疫系统：老年人的免疫系统功能逐渐减退，免疫监护系统失调，防御能力低下。老年人胸腺萎缩，细胞免疫效应减弱。

总之，衰老是人体生命中的一个普遍的、逐渐累积的、不断进展的过程，是自然发展的必然规律。

（3）老年人的心理特点：随着生理功能的减退，老年人的心理也发生着微妙的变化，主要表现在智力衰退、记忆力减退、思维退化、人格改变、情感与意志趋向稳定等方面。老年人的心理变化受诸多因素的影响，主要有生理功能减退、社会地位变化、家庭人际关系变动、疾病等。最常见的老年人心理问题有抑郁、焦虑、孤独、自卑、失落、多疑、空巢综合征及离退休综合征等。

（4）老年人患病的特点

1）老年人的记忆力减退、敏感性下降、语言表达困难和听力障碍，不易获得完整的病史，要求医生在采集病史时应耐心细致，还要与家属核对病史的可靠性。

2）老化过程的个体差异大，老年人患病后表现及对药物的反应大于年轻人，要特别强调个体化处理方法，切忌千篇一律。

3）老年人的感受性降低，有时疾病发展到严重程度，患者尚无症状或症状不典型，如肺炎患者的典型表现为咳嗽、咳痰、发热等，而老年患者却没有此类症状，有的仅表现为食欲缺乏、精神萎靡，感染严重时也常常仅有低热表现。要高度警惕，以免漏诊或者误诊。

4）老年人全身各个系统生理功能均有不同程度的老化，防御及代谢功能普遍降低，常常同时患有多种疾病。当老年人多种疾病并存时，大多无典型症状，常以一种疾病的特异性表现为主，而且容易干扰另一种疾病的诊断，同时给鉴别诊断造成困难。

5）老年患者免疫力低下，抗病能力与修复能力弱，常导致病程长。随着病情的变化，容易并发各种疾病。

6）老年人患病时，常易发生嗜睡、昏迷、躁动或精神错乱等意识障碍和精神症状，增加了早期诊断的困难。

7）老年期是生活事件的多发阶段，再加上少数人的心理变异，对精神因素在发病中的作用要加倍注意。

2．老年人保健的措施

（1）心理保健措施

1）要有积极的生活目标，热心参与社区公益活动，老有所为，保持良好的精神状态。

2）保持轻松、稳定的情绪，老年人应避免情绪大喜大悲，避免各种心理刺激因素，坚持"三乐"，即自得其乐、助人为乐、知足常乐。

3）培养兴趣、坚持脑力活动，老年人应利用各种学习机会学习自己感兴趣的知识，培养各种爱好，坚持用脑，增添生活情趣，丰富精神生活，有益心理健康。

4）保持友好的人际交往，聊天、倾听可以缓解或消除不良情绪，邻居、亲戚、新老朋友、同事、同学、战友等都是人际交往的合适对象。

5）充实而有规律地生活，老年人应合理安排时间，有张有弛，有劳有逸，使生活充实而不紧张，丰富而不忙乱。

6）接受心理健康教育和心理咨询，社区应开展老年人心理健康教育，使老年人学会控制情绪，调节心理状态，发生心理问题或心理障碍时，能及时通过心理咨询得到疏导。

（2）日常生活保健措施：老年人因机体老化、各种慢性疾病高发等，导致其日常生活照顾能力有所欠缺。

1）环境支持：老年人的起居环境和活动场所要保持空气清新，光线充足，无噪声，无污染，温度、湿度适中，活动安全、方便。要营造良好的人文环境，发扬中华民族尊老、敬老、扶老的传统美德，教育并动员全社会来关心老年人。

2）个人卫生：避免有害物质侵入人体，经常洗澡，保持机体清洁；早晚刷牙，饭后漱口，保持口腔清洁；房间内注意通风换气，保持空气清洁。常洗手，保持指甲清洁。

3）合理营养：对于老年人给予合理的膳食营养，可起到延缓衰老、提高机体免疫力以及预防老年疾病的作用。维持饮食结构的合理均衡，降低饮食中糖类、脂肪和胆固醇的含量。注意补充维生素和微量元素，适当饮水。妥善安排膳食制度、烹调方法与就餐环境。

4）适量运动：老年人应当选择安全性较高的项目，不宜参加竞技性、突击性的运动。要在自己健康状态允许的情况下选择游泳、快走、骑自行车或慢跑等有氧运动，活动时间应持续 20～30min。老年人运动应循序渐进、量力而行、因人而异、运动前做好准备活动，运动后做整理活动，坚持娱乐性与全面锻炼相结合的原则。

3．老年人健康管理的目标

（1）老而少病：构建以居家养老为基础、社区服务为依托、机构养老为支撑的社会养老服务体系，达到老而少病的目标。

（2）减少健康危险因素：对高血压、肥胖等健康危险因素进行分析和干预，并监督干预过程，减少健康危险因素。

（3）预防高危人群患病：控制慢性病和意外伤害，预防高危人群患病。

（4）病而不残：易患疾病早期诊断、早期治疗、早期康复。

（5）增加临床效率：充分利用、发挥现有的技术设备和人力资源，既节约资源，又节省时间，减少或消除无效或不必要的医疗服务，增加临床效率。

（6）残而不废：避免可预防疾病相关并发症的发生，做好慢性病的防控、康复护理。

（7）对疾病的转归作出判断：提供持续的评估和改进，对疾病转归作出判断。

（二）老年人健康管理

每年为辖区内 65 岁及以上常住老年人提供 1 次健康管理服务，具体包括生活方式和健康状况评估、体格检查、辅助检查和健康指导 4 个方面。

1．开展生活方式和健康状况评估　通过问诊及老年人健康状态自评了解其基本健康状况，体育锻炼、饮食、吸烟、饮酒状况，慢性疾病常见症状、既往所患疾病、治疗及目前用药。评估老年人生活自理能力，从进餐、梳洗、穿衣、如厕、活动 5 个方面对老年人生活自理能力进行评估，参考老年人生活自理能力评估表。

2．进行体格检查　开展体温、脉搏、呼吸、血压、身高、体重、腰围、皮肤、浅表淋巴结、肺部、心脏、腹部等常规体格检查，并对口腔、视力、听力和运动功能等进行粗测判断。

3．开展辅助检查　包括血常规、尿常规、肝功能（血清谷草转氨酶、血清谷丙转氨酶和总胆红素）、肾功能（血清肌酐和尿素氮）、空腹血糖、血脂（总胆固醇、甘油三酯、低密度脂蛋白胆固醇、高密度脂蛋白胆固醇）、心电图和腹部 B 超（肝胆胰脾）检查。

4．提供健康指导　告知评价结果并进行相应健康指导。对发现已确诊的原发性高血压和 2 型糖尿病等患者同时开展相应的慢性病患者健康管理。对患有其他疾病的（非高血压或糖尿病），应及时治疗或转诊。对体检中发现有异常的老年人建议定期复查或向上级医疗机构转诊。进行健康生活方式以及疫苗接种、骨质疏松预防、防跌倒措施、意外伤害预防和自救、认知和情感等健康指导。告知或预约下一次健康管理服务的时间。

任务实施

具体见表 6-6-1。

表 6-6-1　任务六中"任务导入"材料分析

工作流程	内容要点	注意事项
确定服务对象	筛查比对辖区内 65 岁及以上常住居民信息，确定服务对象	确认资料的真实性与可靠度
列出服务清单	提供 1 次健康管理服务，包括生活方式和健康状况评估、体格检查、辅助检查和健康指导	
询问基本状况	询问生活方式和健康状况：吸烟、饮酒、体育锻炼、饮食；所患疾病；治疗情况；目前用药情况；询问慢性疾病常见症状；健康状态自评；生活自理能力评估	

续表

工作流程	内容要点	注意事项
进行体格检查	测量体温、脉搏、呼吸、血压、身高、体重、腰围、皮肤、浅表淋巴结、肺部、心脏、腹部等常规体格检查，并对口腔、视力、听力和运动功能等进行粗测判断	
开展辅助检查	血常规、尿常规、肝功能（血清谷草转氨酶、血清谷丙转氨酶和总胆红素）、肾功能（血清肌酐和尿素氮）、空腹血糖、血脂（总胆固醇、甘油三酯、低密度脂蛋白胆固醇、高密度脂蛋白胆固醇）、心电图和腹部B超（肝胆胰脾）检查	
分析数据信息	根据老年人的生活方式和健康状况，分析可能存在的危险因素；根据体格检查测量的数据，借助辅助检查获得的检验结果，分析得出临床初步诊断和结论	
开展综合评价	根据信息分析进行综合评价和分类处理：新发现或既往确诊高血压或糖尿病等疾病，存在相关危险因素，无异常发现	
提出指导方案	告知健康体检结果和评价结果，并进行相应健康指导	提供个性化针对性的指导方案
进行健康教育	对发现已确诊的原发性高血压和2型糖尿病等患者同时开展相应的慢性病患者健康管理。对患有其他疾病的（非高血压或糖尿病），应及时治疗或转诊。对体检中发现有异常的老年人建议定期复查或向上级医疗机构转诊。进行健康生活方式以及疫苗接种、骨质疏松预防、防跌倒措施、意外伤害预防和自救、认知和情感等健康指导。告知或预约下一次健康管理服务的时间	

（马九零　徐梦寒）

任务七

高血压患者健康管理服务

任务目标

1. 掌握高血压患者健康管理内容。
2. 熟悉高血压患者健康管理流程。
3. 能进行高血压患者筛查、转诊、随访评估分类干预。

任务导入

　　某社区居民刘女士，61岁，退休职工，5年前无明显诱因出现阵发性头昏，无恶心、呕吐，无明显肢体活动障碍，无口角歪斜及意识障碍。患者血压监测最高达165/95mmHg，经非同日3次测量血压及辅助检查后确诊为原发性高血压。予硝苯地平5mg，每日1次，并建档进行慢性病规范管理。近半年来患者血压控制在110～140/80～90mmHg，头昏症状较前明显改善，平时饮食睡眠尚可，大小便正常，既往否认冠心病、2型糖尿病病史，平时饮食偏咸，每日食盐摄入 12g，否认吸烟、饮酒史、无家族遗传病史，主食量每次 200g，每日 3 餐，每天散步或广场舞 1h。

问题 1：患者血压控制在 130/75mmHg，无药物不良反应，无新发并发症，如何进行评估？根据评估结果，应如何进行干预？

问题 2：如患者就诊时血压控制不满意，血压测量值为 160/95mmHg，应如何进行评估及干预？

相关理论知识

（一）高血压基层诊疗相关基础

1．诊疗关键点

（1）血压测量"三要点"：设备精准、安静放松、位置规范。

（2）诊断要点：诊室血压为主，140/90mmHg 为界，非同日 3 次超标确诊。

（3）健康生活方式"六部曲"：限盐减重多运动，戒烟戒酒心态平。

（4）治疗"三原则"：达标、平稳、综合管理。

（5）基层高血压转诊五类人群：起病急、症状重、疑继发、难控制、孕产妇。

2．血压测量

（1）测量方式

1）诊室血压：以诊室血压作为确诊高血压的主要依据。

2）家庭自测血压：作为患者自我管理的主要手段，也可用于辅助诊断。

3）动态血压监测：有条件的基层医疗卫生机构可采用，作为辅助诊断及调整药物治疗的依据。

（2）测量仪器

1）基层医疗卫生机构选择经认证的上臂式医用电子血压计，定期校准。

2）袖带的大小适合患者上臂臂围，袖带气囊至少覆盖 80% 上臂周径，常规袖带长 22～26cm，宽 12cm，上臂臂围大者（＞32cm）应换用大规格袖带。

（3）测量方法

规范测量"三要点"：设备精准、安静放松、位置规范。

1）设备精准。选择经认证合格的上臂式医用电子血压计，定期校准。

2）安静放松。去除可能有影响的因素（测量前 30min 内禁止吸烟、饮咖啡或茶等，排空膀胱），安静休息至少 5min。测量时取坐位，双脚平放于地面，放松且身体保持不动，不说话。

3）位置规范。上臂中点与心脏处于同一水平线上；袖带下缘应在肘窝上 2.5cm（约两横指）处，松紧合适，可插入 1～2 指为宜。

（4）测量注意事项

1）首诊测量双上臂血压，以后通常测量读数较高的一侧。若双侧测量值差异超过

20mmHg，应转诊除外锁骨下动脉狭窄的可能。

2）每次门诊测量两次，间隔 1～2min，取两次的平均值记录。如果两次差异＞10mmHg，则测量第 3 次，取后两次的平均值记录。

3）随访期间如果首次测量＜140/90mmHg，则不需要额外测量。

3. 高血压诊断标准

（1）以诊室血压测量结果为主要诊断依据：首诊发现收缩压≥140mmHg 和 / 或舒张压≥90mmHg，建议在 4 周内复查两次，非同日 3 次测量均达到上述诊断界值，即可确诊。若首诊收缩压≥180mmHg 和 / 或舒张压≥110mmHg，伴有急性症状者建议立即转诊。无明显症状者，排除其他可能的诱因，并安静休息后复测仍达此标准，即可确诊，建议立即给予药物治疗。

（2）诊断不确定，或怀疑"白大衣高血压"或"隐蔽性高血压"，有条件的可结合动态血压监测或家庭自测血压辅助诊断；无条件的，建议转诊。

反复出现的诊室血压升高，而诊室外的动态血压监测或家庭自测血压正常，为白大衣高血压；相反，诊室血压正常，诊室外血压升高，为隐蔽性高血压。

（3）单纯收缩期高血压：收缩压≥140mmHg 且舒张压＜90mmHg。

诊室及诊室外高血压诊断标准见表 6-7-1。

表 6-7-1　诊室及诊室外高血压诊断标准

分类	收缩压 /mmHg		舒张压 /mmHg
诊室测量血压	≥140	和 / 或	≥90
动态血压监测[①]			
白天	≥135	和 / 或	≥85
夜间	≥120	和 / 或	≥70
24h	≥130	和 / 或	≥80
家庭自测血压[①]	≥135	和 / 或	≥85

注：① 平均血压。注意家庭自测血压用于辅助诊断时应谨慎，确保使用经认证的上臂式电子血压计，且符合操作要求。

（4）注意鉴别伴有紧急或危重情况、怀疑继发性高血压等需转诊的情况。

4. 评估　目的是评估心血管疾病发病风险、靶器官损害及并存的临床情况。评估是确定高血压治疗策略的基础。初诊时及以后建议每年评估 1 次。

评估内容包括病史、体格检查及辅助检查：

（1）病史：既往是否有糖尿病、脑卒中、冠心病、心力衰竭、心房颤动、肾脏疾病、外周动脉粥样硬化病等合并症；高血压、糖尿病、血脂异常及早发心血管病家族史；吸烟、饮酒史。

（2）体格检查：血压、心率、心律、身高、体重、腰围，确认有无下肢水肿等。

（3）辅助检查：建议做血常规、尿常规、生化检查（肌酐、尿酸、谷丙转氨酶、血钾、血钠、血氯、血糖、血脂）、心电图（识别有无左心室肥厚、心肌梗死、心律失常、心房颤动等）。有条件者可选做动态血压监测、超声心动图、颈动脉超声、尿白蛋白/肌酐比、胸部 X 线片、眼底检查等。

5. 高血压治疗

（1）高血压治疗三原则：达标、平稳、综合管理。治疗高血压的主要目的是降低心脑血管并发症的发生和死亡风险。

首先要降压达标。不论采用何种治疗，将血压控制在目标值以下是根本。其次是平稳降压。告知患者长期坚持生活方式干预和药物治疗，保持血压长期平稳至关重要；此外，长效制剂有利于每日血压的平稳控制，对减少心血管并发症有益，推荐使用。再次要对高血压患者进行综合干预管理。选择降压药物时应综合考虑其伴随合并症情况；此外，对于已患心血管疾病的患者及具有某些危险因素的患者，应考虑给予抗血小板及降脂治疗，以降低心血管疾病再发及死亡风险。

（2）高血压患者的降压目标：一般高血压患者，血压降至 140/90mmHg 以下。合并糖尿病、冠心病、心力衰竭、慢性肾脏疾病伴有蛋白尿的患者，如能耐受，血压应降至 130/80mmHg 以下；65～79 岁的患者血压降至 150/90mmHg 以下，如能耐受，血压可进一步降至 140/90mmHg 以下；80 岁及以上的患者血压降至 150/90mmHg 以下。

6. 生活方式干预　对确诊高血压的患者，应立即启动并长期坚持生活方式干预，即"健康生活方式六部曲"——限盐减重多运动，戒烟戒酒心态平。一些生活方式干预方法可明确降低血压，如减少钠盐摄入、减轻体重、规律的中等强度运动（如快走、慢跑、骑车、游泳、太极拳等常见健身方式）均有直接的降压效果。戒烟、戒酒可直接降低心血管病发生风险，更应大力提倡。此外，协助患者减轻精神压力、保持心理平衡，也是提高治疗效果的重要方面。生活方式干预目标及降压效果，见表 6-7-2。

表 6-7-2　生活方式干预目标及降压效果

内容	目标	可获得的收缩压下降效果
减少钠盐摄入	每人每日食盐摄入量不超过 6g（1 啤酒瓶盖）[①] 注意隐性盐的摄入（咸菜、鸡精、酱油等）	2～8mmHg
减轻体重	BMI < 24kg/m^2，男性腰围 < 90cm，女性腰围 < 85cm	5～20mmHg/ 减重 10kg
规律运动	中等强度运动，每次 30min，每周 5～7 次	4～9mmHg
戒烟	建议戒烟，避免被动吸烟	—
戒酒	推荐不饮酒，目前在饮酒的高血压患者，建议戒酒	—
心理平衡	减轻精神压力，保持心情愉悦	—

注：① 普通啤酒瓶盖去掉胶皮垫后水平装满可盛 6g 食盐。
　　② BMI：体重指数，评价体重的指标，BMI（kg/m^2）= 体重 ÷ 身高^2（体重单位：kg，身高单位：m）。
　　③ BMI 判定标准：18.5kg/m^2 ≤ BMI < 24.0kg/m^2 为正常；BMI ≥ 24.0kg/m^2 为超重或肥胖。

根据患者具体情况，与患者共同讨论需要改善的生活方式，制订最终目标，每次随访根据改善情况设定近期的具体目标，为患者提供咨询，鼓励其坚持。为提高可行性，可根据患者意愿，每次有针对性地选择1~2项需改善的生活方式，持续督促、追踪。

7. 药物治疗

（1）启动药物治疗时机：所有高血压患者一旦诊断，建议在生活方式干预的同时立即启动药物治疗。

仅收缩压<160mmHg且舒张压<100mmHg且未合并冠心病、心力衰竭、脑卒中、外周动脉粥样硬化病、肾脏疾病或糖尿病的高血压患者，医生也可根据病情及患者意愿暂缓给药，采用单纯生活方式干预最多3个月，若仍未达标，再启动药物治疗。

（2）降压药物选择：基层医疗卫生机构应配备下述五大类降压药：

A：血管紧张素转化酶抑制剂（ACEI）、血管紧张素Ⅱ受体阻滞剂（ARB）。ACEI和ARB两类药物建议都配备，ACEI与ARB降压作用机制相似，无条件的基层医疗卫生机构应至少配备一种。

B：β受体阻滞剂。

C：钙通道阻滞剂（CCB）。二氢吡啶类CCB常用于降压。

D：利尿剂。噻嗪类利尿剂常用于降压。

（3）药物治疗方案：根据患者是否存在合并症及血压水平，选择合适的药物，优选长效药物。除心力衰竭及直立性低血压风险较大的高龄初始用药患者建议从小剂量开始外，其他高血压患者可从常用起始剂量开始。

无合并症高血压药物治疗方案：

1）第1步。收缩压<160mmHg且舒张压<100mmHg：单药起始，可选择C、A、D或B。B尤其适用于心率偏快者。起始剂量观察2~4周，未达标者加量，或更换另一种药物，或直接联合使用2种药物，每调整1次观察2~4周。

收缩压≥160mmHg和/或舒张压≥100mmHg：推荐2种药物联合使用，如C+A、A+D、C+D或C+B，首选相应的单片复方制剂。

未达标则采用如上方法增加剂量或更换方案，每调整1次治疗观察2~4周。

2）第2步。上述两药联合方案应用后，血压仍未达标，加用第三种药物，可选C+A+D或C+A+B。

3）第3步。三种药物足量（即指南推荐的最大剂量），且至少包含一种利尿剂，观察2~4周仍未达标，建议转诊；或A、B、C、D四类药物合用，2~4周仍未达标，建议转诊。

（4）用药注意事项：每次调整药物种类或剂量后建议观察2~4周，评价药物治疗的有效性，避免频繁更换药物，除非出现不良反应等不耐受或需紧急处理的情况。不宜联合应用ACEI与ARB。

（5）血压≥180/110mmHg的紧急处理

1）血压≥180/110mmHg，不伴心、脑、肾急性并发症的临床症状。口服短效降压药物，如卡托普利12.5~25mg，或酒石酸美托洛尔25mg口服，1h后可重复给药，门诊观察，直至降到 180/110mmHg 以下；经上述处理，血压仍≥180/110mmHg，或症状明显，建议转诊；24～48h 将血压降至 160/100mmHg 以下，之后调整长期治疗方案；注意：不建议舌下含服硝苯地平快速降压。

2）血压≥180/110mmHg，伴有心、脑、肾急性并发症的临床症状：立即转诊；等待转诊过程中，可做简单处理。

（二）高血压患者社区健康管理

1. 筛查

（1）对辖区内 35 岁及以上常住居民，每年为其免费测量 1 次血压（非同日 3 次测量）。

（2）对第 1 次发现收缩压≥140mmHg 和 / 或舒张压≥90mmHg 的居民在去除可能引起血压升高的因素后预约其复查，非同日 3 次测量血压均高于正常，可初步诊断为高血压。建议转诊到有条件的上级医院确诊并取得治疗方案，2 周内随访转诊结果，对已确诊的原发性高血压患者纳入高血压患者健康管理。对可疑继发性高血压患者，及时转诊。

（3）如有以下 6 项指标中的任一项高危因素，建议每半年至少测量 1 次血压，并接受医务人员的生活方式指导。

1）血压高值（收缩压 130～139mmHg 和 / 或舒张压 85～89mmHg）。

2）超重或肥胖，和 / 或腹型肥胖。

超重：$28kg/m^2 >$ BMI$\geq 24kg/m^2$；肥胖：BMI$\geq 28kg/m^2$。

腰围：男≥90cm（2.7 尺），女≥85cm（2.6 尺）为腹型肥胖。

3）高血压家族史（一、二级亲属）。

4）长期膳食高盐。

5）长期过量饮酒（每日饮白酒≥100ml）。

6）年龄≥55 岁。

2. 随访评估 对原发性高血压患者，每年要提供至少 4 次面对面的随访。

（1）测量血压并评估是否存在危急情况，如出现收缩压≥180mmHg 和 / 或舒张压≥110mmHg；意识改变、剧烈头痛或头晕、恶心呕吐、视力模糊、眼痛、心悸、胸闷、喘憋不能平卧及处于妊娠期或哺乳期同时血压高于正常等危急情况之一，或存在不能处理的其他疾病时，须在处理后紧急转诊。对于紧急转诊者，乡镇卫生院、村卫生室、社区卫生服务中心（站）应在 2 周内主动随访转诊情况。

（2）若不需紧急转诊，询问上次随访到此次随访期间的症状。

（3）测量体重、心率，计算体重指数（BMI）。

（4）询问患者疾病情况和生活方式，包括心脑血管疾病、糖尿病、吸烟、饮酒、运动、摄盐情况等。

（5）了解患者服药情况。

3. 分类干预

（1）对血压控制满意（一般高血压患者血压降至 140/90mmHg 以下；≥65 岁老年高

血压患者的血压降至 150/90mmHg 以下，如果能耐受，可进一步降至 140/90mmHg 以下；一般糖尿病或慢性肾脏病患者的血压目标可以在 140/90mmHg 基础上再适当降低）、无药物不良反应、无新发并发症或原有并发症无加重的患者，预约下一次随访时间。

（2）对第 1 次出现血压控制不满意，或出现药物不良反应的患者，结合其服药依从性，必要时增加现用药物剂量、更换或增加不同类的降压药物，2 周内随访。

（3）对连续两次出现血压控制不满意或药物不良反应难以控制以及出现新的并发症或原有并发症加重的患者，建议其转诊到上级医院，2 周内主动随访转诊情况。

（4）对所有患者进行有针对性的健康教育，与患者一起制订生活方式改进目标并在下一次随访时评估进展。告诉患者出现哪些异常时应立即就诊。

4. 健康体检 对原发性高血压患者，每年进行 1 次较全面的健康检查，可与随访相结合。体检项目包括体温、脉搏、呼吸、血压、身高、体重、腰围、皮肤、浅表淋巴结、心脏、肺部、腹部等常规体格检查，并对口腔、视力、听力和运动功能等进行判断。具体内容参照《居民健康档案管理服务规范》健康体检表。

任务实施

具体见表 6-7-3。

表 6-7-3 任务七中"任务导入"材料分析

工作流程	内容要点	注意事项
筛查	对辖区内 35 岁及以上常住居民，每年为其免费测量 1 次血压（非同日 3 次测量）	
转诊	1. 出现收缩压≥180mmHg 和 / 或舒张压≥110mmHg；意识改变、剧烈头痛或头晕、恶心呕吐、视力模糊、眼痛、心悸、胸闷、喘憋不能平卧及处于妊娠期或哺乳期同时血压高于正常等危急情况之一，或存在不能处理的其他疾病时，须在处理后紧急转诊 2. 对于紧急转诊者，乡镇卫生院、村卫生室、社区卫生服务中心（站）应在 2 周内主动随访转诊情况	
随访评估分类干预	1. 患者刘女士血压控制在 130/75mmHg，血压达标，无药物不良反应，无新发并发症，属于血压控制满意，应按期随访，维持治疗，直接预约下次随访时间，告知异常状况就诊，生活方式指导，每年进行 1 次健康体检 2. 如患者血压测量值为 160/95mmHg，血压第 1 次出现不达标，属于血压控制不满意，应调整药物，2 周随访，告知异常状况就诊、生活方式指导，每年进行 1 次健康体检 3. 对连续两次出现血压控制不满意或药物不良反应难以控制以及出现新的并发症或原有并发症加重的患者，建议其转诊到上级医院，2 周内主动随访转诊情况	

（田淑军 雷 雯）

2 型糖尿病患者健康管理服务

任务目标

1. 掌握糖尿病健康管理内容。
2. 熟悉糖尿病健康管理流程。
3. 能开展糖尿病筛查、转诊、随访工作。

任务导入

患者，男性，54 岁，高 175cm，体重 80kg，BMI 26.1kg/m²，体检发现空腹血糖 6.5mmol/L，糖化血红蛋白 6.3%，无任何糖尿病临床表现，母亲患有糖尿病。因血糖高于正常值而来院就诊，无吸烟和酗酒的嗜好。

问题 1：该患者是否为 2 型糖尿病的高危人员？

问题 2：如何对该居民进行健康指导？

相关理论知识

（一）糖尿病基层诊疗相关基础

我国糖尿病患病率仍在上升趋势中，糖尿病的知晓率、治疗率和控制率有所改善，但仍处于低水平。糖尿病人群中 2 型糖尿病（type 2 diabetes mellitus，T2DM）占 90% 以上。

1. **糖尿病的诊断与分型**　空腹血糖、随机血糖或口服葡萄糖耐量试验（oral glucose tolerance test，OGTT）2h 血糖是诊断糖尿病的主要依据，见表 6-8-1，没有糖尿病典型临床症状时必须重复检测以确认诊断。

表 6-8-1　糖尿病的诊断标准

诊断标准	静脉血浆葡萄糖或 HbA1c 水平
典型糖尿病症状	
加上随机血糖	≥11.1mmol/L
或加上空腹血糖	≥7.0mmol/L
或加上 OGTT 2h 血糖	≥11.1mmol/L
或加上 HbA1c	≥6.5%
无糖尿病典型症状者，需改日复查确认	

注：OGTT 为口服葡萄糖耐量试验；HbA1c 为糖化血红蛋白。典型糖尿病症状包括烦渴多饮、多尿、多食、不明原因体重下降；随机血糖指不考虑上次用餐时间，一天中任意时间的血糖，不能用来诊断空腹血糖受损或糖耐量减低；空腹状态指至少 8h 没有进食热量。

2．2 型糖尿病的三级预防

（1）针对高危人群进行糖尿病筛查，有助于早期发现糖尿病。

（2）如果空腹血糖≥6.1mmol/L 或随机血糖≥7.8mmol/L，建议行 OGTT。

（3）糖尿病前期患者应给予生活方式干预，以降低发生糖尿病的风险。

（4）糖尿病前期患者强化生活方式干预效果不佳可考虑药物干预。

3．2 型糖尿病的综合控制目标 科学、合理的 T2DM 治疗策略应该是综合性的，包括血糖、血压、血脂和体重的控制，见表 6-8-2。

表 6-8-2 中国 2 型糖尿病的综合控制目标

测量指标	目标值
毛细血管血糖 /（mmol·L^{-1}）	
空腹	4.4 ~ 7.0
非空腹	< 10.0
糖化血红蛋白 /%	< 7.0
血压 /mmHg	< 130/80
总胆固醇 /（mmol·L^{-1}）	< 4.5
高密度脂蛋白胆固醇 /（mmol·L^{-1}）	
男性	> 1.0
女性	> 1.3
甘油三酯 /（mmol·L^{-1}）	< 1.7
低密度脂蛋白胆固醇 /（mmol·L^{-1}）	
未合并动脉粥样硬化性心血管疾病	< 2.6
合并动脉粥样硬化性心血管疾病	< 1.8
体重指数 /（kg·m^{-2}）	< 24.0

注：1mmHg=0.133kPa。

4．糖尿病的非药物治疗

（1）能量控制：建议糖尿病患者能量摄入参考通用系数方法，按照 105 ~ 126kJ（25 ~ 30kcal）·kg^{-1}（标准体重）·d^{-1} 计算能量摄入。再根据患者身高、体重、性别、年龄、活动量、应激状况等进行系数调整，见表 6-8-3。不推荐糖尿病患者长期接受极低能量（<800kcal/d）的营养治疗。

表6-8-3　不同身体活动水平的成人糖尿病患者每日能量供给量

单位：kJ/kg 标准体重

身体活动水平	体重过低	正常体重	超重或肥胖
重（如搬运工）	188～209（45～50）	167（40）	146（35）
中（如电工安装）	167（40）	125～146（30～35）	125（30）
轻（如坐式工作）	146（35）	104～125（25～30）	84～104（20～25）
休息状态（如卧床）	104～125（25～30）	84～104（20～25）	62～84（15～20）

注：标准体重参考世界卫生组织（1999 年）计算方法，即男性标准体重 =［身高（cm）-100］×0.9（kg），女性标准体重 =［身高（cm）-100］×0.9（kg）-2.5（kg）；根据我国体重指数的评判标准，≤18.5kg/m² 为体重过低，18.6～23.9kg/m² 为正常体重，24.0～27.9kg/m² 为超重，≥28.0kg/m² 为肥胖。表中括号内数据单位为 kcal/kg 标准体重。

（2）运动治疗

1）成人 T2DM 患者每周至少 150min 中等强度有氧运动。

2）成人 T2DM 患者应增加日常身体活动，减少静坐时间。

3）伴有急性并发症或严重慢性并发症时，慎行运动治疗。

（3）戒烟

1）建议所有的糖尿病患者不要吸烟及使用其他烟草类产品及电子烟，并尽量减少二手烟暴露。

2）对于吸烟和使用电子烟的糖尿病患者，应将戒烟咨询及其他形式的治疗纳入常规的糖尿病诊疗和护理之中。

（二）2 型糖尿病患者社区健康管理

1. **筛查**　对工作中发现的 2 型糖尿病高危人群进行有针对性的健康教育，建议其每年至少测量 1 次空腹血糖，并接受医务人员的健康指导。

根据《国家基层糖尿病防治管理指南（2020）》的论述，我国成年人糖尿病高危人群的定义为，在成年人（＞18 岁）中，具有下列任何一个及以上的糖尿病危险因素者：

（1）年龄≥40 岁。

（2）有糖尿病前期（IGT、IFG 或两者同时存在）史。

（3）超重（BMI≥24kg/m²）或肥胖（BMI≥28kg/m²）和 / 或中心型肥胖（男性腰围≥90cm，女性腰围≥85cm）。

（4）静坐生活方式。

（5）一级亲属中有 2 型糖尿病家族史。

（6）有妊娠糖尿病病史的妇女。

（7）高血压（收缩压≥140mmHg 和 / 或舒张压≥90mmHg），或正在接受降压治疗。

（8）血脂异常（高密度脂蛋白胆固醇 ≤ 0.91mmol/L 和 / 或甘油三酯≥2.22mmol/L），或正在接受调脂。

（9）动脉粥样硬化性心血管疾病患者。

（10）有一过性类固醇糖尿病病史者。

（11）多囊卵巢综合征患者或伴有与胰岛素抵抗相关的临床状态（如黑棘皮征等）。

（12）长期接受抗精神病药物和/或抗抑郁药物治疗以及他汀类药物治疗的患者。

2．随访评估　对确诊的 2 型糖尿病患者，每年提供 4 次免费空腹血糖检测，至少进行 4 次面对面随访。

（1）测量空腹血糖和血压，并评估是否存在危急情况。如出现血糖≥16.7mmol/L 或血糖≤3.9mmol/L；收缩压≥180mmHg 和/或舒张压≥110mmHg；意识或行为改变、呼气有烂苹果样丙酮味、心悸、出汗、食欲减退、恶心、呕吐、多饮、多尿、腹痛、有深大呼吸、皮肤潮红；持续性心动过速（心率超过 100 次/min）；体温超过 39℃或有其他的突发异常情况，如视力突然骤降、妊娠期及哺乳期血糖高于正常值等危险情况之一，或存在不能处理的其他疾病时，须在处理后紧急转诊。对于紧急转诊者，乡镇卫生院、村卫生室、社区卫生服务中心（站）应在 2 周内主动随访转诊情况。

（2）若不需紧急转诊，询问上次随访到此次随访期间的症状。

（3）测量体重，计算体重指数（BMI），检查足背动脉搏动。

（4）询问患者疾病情况和生活方式，包括心脑血管疾病、吸烟、饮酒、运动、主食摄入情况等。

（5）了解患者服药情况。

3．分类干预

（1）对血糖控制满意（空腹血糖值＜7.0mmol/L），无药物不良反应、无新发并发症或原有并发症无加重的患者，预约下一次随访。

（2）对第 1 次出现空腹血糖控制不满意（空腹血糖值≥7.0mmol/L）或药物不良反应的患者，结合其服药依从情况进行指导，必要时增加现有药物剂量、更换或增加不同类的降糖药物，2 周时随访。

（3）对连续两次出现空腹血糖控制不满意或药物不良反应难以控制以及出现新的并发症或原有并发症加重的患者，建议其转诊到上级医院，2 周内主动随访转诊情况。

（4）对所有的患者进行针对性的健康教育，与患者一起制订生活方式改进目标并在下一次随访时评估进展。告诉患者出现哪些异常时应立即就诊。

4．健康体检　对确诊的 2 型糖尿病患者，每年进行 1 次较全面的健康体检，体检可与随访相结合。内容包括体温、脉搏、呼吸、血压、空腹血糖、身高、体重、腰围、皮肤、浅表淋巴结、心脏、肺部、腹部等常规体格检查，并对口腔、视力、听力和运动功能等进行判断。具体内容参照《居民健康档案管理服务规范》健康体检表。

任务实施

具体见表 6-8-4。

表6-8-4　任务八中"任务导入"材料分析

工作流程	内容要点	注意事项
筛查	该居民年龄超过40岁，超重、糖耐量受损，有糖尿病家族史，属于2型糖尿病高危人群。针对性的健康教育有控制体重，建议其每半年测量1次空腹血糖	
随访评估	如确诊2型糖尿病患者，每年需提供4次免费空腹血糖检测，至少进行4次面对面随访	
分类干预	1. 对血糖控制满意者预约下一次随访 2. 对第1次出现空腹血糖控制不满意者，评估服药依从情况，调整药物，2周时随访 3. 对连续两次出现空腹血糖控制不满意的患者，建议其转诊到上级医院，2周内主动随访转诊情况 4. 对所有的患者进行针对性的健康教育	
健康体检	确诊的2型糖尿病患者，每年进行1次较全面的健康体检	

（田淑军　张　皓）

任务九

严重精神障碍患者健康管理服务

任务目标

1. 掌握严重精神障碍患者健康管理的内容。
2. 熟悉严重精神障碍患者管理流程。
3. 能进行患者建档、随访评估分类干预工作。

任务导入

某社区居民孙某，女，40岁，有残疾证，精神分裂症病史18年，服用氯氮平200mg/d治疗，5年前社区依法将其纳入社区建档管理。某日患者突然闯入邻居家中，称邻居背后议论她，愤怒中砸坏邻居家电视机，追打邻居，坚持让邻居解释清楚。邻居边喊患者丈夫，边拨打110求助，患者丈夫赶到后立即拨打精防医生电话求助。民警和社区医生赶到以后对患者进行了保护性约束，要求家属送其住院治疗。患者家属称家庭经济困难，不同意送患者住院治疗。

问题1：如果你是社区精防医生，你该如何处理？

问题2：该患者如何进行分类干预？

相关理论知识

（一）严重精神障碍相关诊疗基础

1.精神障碍的概念

（1）精神障碍，是指由各种原因引起的感知、情感和思维等精神活动的紊乱或者异常，导致患者明显的心理痛苦或者社会适应等功能损害。

（2）严重精神障碍，则是指疾病症状严重，导致患者社会适应等功能严重损害、对自身健康状况或者客观现实不能完整认识，或者不能处理自身事务的精神障碍。

2.精神障碍的种类　根据《国家基本公共卫生服务规范（第三版）》，纳入严重精神障碍患者健康管理服务的主要有精神分裂症、分裂情感性障碍、偏执性精神病、双相（情感）障碍、癫痫所致精神障碍、精神发育迟滞伴发精神障碍等六种严重精神障碍的确诊患者。符合《中华人民共和国精神卫生法》第三十条第二款第二项情形（已经发生危害他人安全的行为，或者有危害他人安全的行为的）并经诊断、病情评估为严重精神障碍患者，不限于上述六种疾病。

3.精神障碍的诊断　由精神科执业医师以精神健康状况为依据作出。除法律另有规定外，不得违背本人意志进行确定其是否患有精神障碍的医学检查。

精神障碍的诊断、治疗，应当遵循维护患者合法权益、尊重患者人格尊严的原则，保障患者在现有条件下获得良好的精神卫生服务。

4.严重精神障碍患者应急处置

（1）应急处置内容：应急处置包括对有伤害自身、危害他人安全的行为或危险的疑似或确诊精神障碍患者，病情复发、急性或严重药物不良反应的精神障碍患者的紧急处置。

1）伤害自身行为或危险的处置：包括有明显的自杀观念，或既往有自杀行为者，可能出现自伤或自杀行为者；已经出现自伤或者自杀行为，对自身造成伤害者。

获知患者出现上述行为之一时，精防人员应当立即协助家属联系公安机关、村（居）民委员会及上级精神卫生医疗机构，由家属和/或民警协助将患者送至精神卫生医疗机构或有抢救能力的医院进行紧急处置，如系服药自杀，应当将药瓶等线索资料一同带至医院，协助判断所用药物名称及剂量。

2）危害公共安全或他人安全的行为或危险的处置：发现患者有危害公共安全或他人安全的行为或危险时，精防人员或其他相关人员应当立刻通知公安民警，并协助其进行处置。精防人员应当及时联系上级精神卫生医疗机构开放绿色通道，协助民警、家属或监护人将患者送至精神卫生医疗机构门急诊留观或住院。必要时，精神卫生医疗机构可派出精神科医师和护士前往现场进行快速药物干预等应急医疗处置。

3）病情复发且精神状况明显恶化的处置：患者病情复发且精神状况明显恶化时，精防人员在进行言语安抚或其他一般处置方法的同时，应当立即联系上级精神卫生医疗机构进行现场医疗处置。必要时，协助家属（监护人）将患者送至精神卫生医疗机构门急诊留观或住院。

4）与精神疾病药物相关的急性不良反应的处置：发现患者出现急性或严重药物不良

反应时，精防人员应当及时联系上级精神卫生医疗机构的精神科医师，在精神科医师指导下进行相关处置或转诊至精神卫生医疗机构进行处置。

（2）常用的应急处置措施

1）心理危机干预：根据现场情形判断现场人员的安全性，如果现场人员安全没有保障时，应当退至安全地带尽快寻求其他人员的帮助。处置时应当与患者保持一定的距离，观察好安全撤离路线。使用安抚性语言，缓解患者紧张、恐惧和愤怒情绪；避免给患者过度刺激，尊重、认可患者的感受；同时对现场其他人的焦虑、紧张、恐惧情绪给予必要的安慰性疏导。

2）保护性约束：保护性约束是为及时控制和制止危害行为发生或者升级，而对患者实施的保护性措施。当患者严重危害公共安全或者他人人身安全时，精防人员或其他相关人员协助民警使用有效的保护性约束手段对患者进行约束，对其所持危险物品及时全部搜缴、登记、暂存，将患者限制于相对安全的场所。

3）快速药物干预：精神科医师可根据患者病情采用以下药物进行紧急干预。氟哌啶醇肌内注射，可联合异丙嗪注射，必要时可重复使用；或氯硝西泮肌内注射，必要时可考虑重复使用；或齐拉西酮注射；或奥氮平口崩片口服。用药后，注意观察药物不良反应。

4）急性药物不良反应对症处理：根据药物不良反应的具体表现采取对症处理，如出现急性肌张力障碍可用抗胆碱能药物治疗，静坐不能可降低药物剂量或使用β受体拮抗剂，急性激越可使用抗焦虑药物缓解。

5．精神障碍的管理机构及其职责　县级以上卫生健康行政部门在辖区内指定一所具备条件的精神卫生医疗机构为精神卫生防治技术管理机构（以下简称精防机构），承担精神疾病和心理行为问题的预防、治疗、康复、健康教育、信息收集等培训与指导工作，提供各类精神障碍的诊断、治疗、联络会诊等诊疗服务。

基层医疗卫生机构（包括乡镇卫生院、社区卫生服务中心和村卫生室、社区卫生服务站）配合政法、公安部门开展严重精神障碍疑似患者筛查。

精神行为异常识别清单内容包括：① 曾在精神科住院治疗；② 因精神异常而被家人关锁；③ 无故冲动，伤人、毁物，或无故离家出走；④ 行为举止古怪，在公共场合蓬头垢面或赤身露体；⑤ 经常无故自语自笑，或说一些不合常理的话；⑥ 变得疑心大，认为周围人都针对他或者迫害他；⑦ 变得过分兴奋话多（说个不停）、活动多、爱惹事、到处乱跑等；⑧ 变得冷漠、孤僻、懒散，无法正常学习、工作和生活；⑨ 有过自杀行为或企图。

对于符合上述清单中一项及以上症状的，应进一步了解该人的姓名、住址等信息，填写精神行为异常线索调查复核登记表，将发现的疑似患者报县级精防机构，并建议其至精神卫生医疗机构进行诊断。

对于辖区筛查确诊患者，基层医疗卫生机构及时登记严重精神障碍患者信息并建立或补充居民健康档案，录入信息系统。对患者进行随访管理、分类干预、健康体检等；接受精神卫生医疗机构技术指导，及时转诊病情不稳定患者；在上级精防机构的指导下开展辖区患者应急处置，协助精神卫生医疗机构开展应急医疗处置；组织开展辖区精神卫生健康教育、政策宣传活动；优先为严重精神障碍患者开展家庭医师签约服务等。

（二）严重精神障碍患者社区健康管理

辖区常住居民中诊断明确，在家居住的严重精神障碍患者纳入社区健康管理服务。服务内容包括以下方面：

1. 患者信息管理 在将严重精神障碍患者纳入管理时，需由家属提供或直接转自原承担治疗任务的专业医疗卫生机构的疾病诊疗相关信息，同时为患者进行 1 次全面评估，为其建立居民健康档案，并按照要求填写严重精神障碍患者个人信息补充表。

2. 随访评估 对应管理的严重精神障碍患者每年至少随访 4 次，每次随访应对患者进行危险性评估；检查患者的精神状况，包括感觉、知觉、思维、情感和意志行为、自知力等；询问和评估患者的躯体疾病、社会功能情况、用药情况及各项实验室检查结果等。

（1）危险性评估：分为 6 级。

0 级：无符合以下 1~5 级中的任何行为。

1 级：口头威胁，喊叫，但没有打砸行为。

2 级：打砸行为，局限在家里，针对财物，能被劝说制止。

3 级：明显打砸行为，不分场合，针对财物，不能接受劝说而停止。

4 级：持续的打砸行为，不分场合，针对财物或人，不能接受劝说而停止（包括自伤、自杀）。

5 级：持械针对人的任何暴力行为，或者纵火、爆炸等行为，无论在家里还是公共场合。

（2）自知力：是患者对其自身精神状态的认识能力。

自知力完全：患者精神症状消失，真正认识到自己有病，能透彻认识到哪些是病态表现，并认为需要治疗。

自知力不全：患者承认有病，但缺乏正确认识和分析自己病态表现的能力。

自知力缺失：患者否认自己有病。

（3）危险行为：危险行为由公安机关依法认定，按严重程度分为三个等级。

轻度滋事：是指公安机关出警但仅作一般教育等处理的案情，例如患者打、骂他人或者扰乱秩序，但没有造成生命财产损害的，属于此类。

肇事：是指患者的行为触犯了《中华人民共和国治安管理处罚法》但未触犯《中华人民共和国刑法》（简称《刑法》），例如患者有行凶伤人毁物等，但未导致被害人轻、重伤的。

肇祸：是指患者的行为触犯了《刑法》，属于犯罪行为的。

3. 分类干预 根据患者的危险性评估分级、社会功能状况、精神症状评估、自知力判断，以及患者是否存在药物不良反应或躯体疾病情况对患者进行分类干预。

（1）病情不稳定患者。若危险性为 3~5 级或精神症状明显、自知力缺乏、有严重药物不良反应或严重躯体疾病，对症处理后立即转诊到上级医院。必要时报告当地公安部门，2 周内了解其治疗情况。对于未能住院或转诊的患者，联系精神专科医师进行相应处置，并在居委会人员、民警的共同协助下，2 周内随访。

（2）病情基本稳定患者。若危险性为 1~2 级，或精神症状、自知力、社会功能状况至少有一方面较差，首先应判断是病情波动或药物疗效不佳，还是伴有药物不良反应或躯体症状恶化，分别采取在规定剂量范围内调整现用药物剂量和查找原因对症治疗的措施，2周时随访，若处理后病情趋于稳定者，可维持目前治疗方案，3个月时随访；未达到稳定者，应请精神专科医师进行技术指导，1个月时随访。

（3）病情稳定患者。若危险性为0级，且精神症状基本消失，自知力基本恢复，社会功能处于一般或良好，无严重药物不良反应，躯体疾病稳定，无其他异常，继续执行上级医院制订的治疗方案，3个月时随访。

（4）每次随访根据患者病情的控制情况，对患者及其家属进行有针对性的健康教育和生活技能训练等方面的康复指导，对家属提供心理支持和帮助。

4．健康体检　在患者病情许可的情况下，征得监护人和 / 或患者本人同意后，每年进行1次健康检查，可与随访相结合。内容包括一般体格检查、血压、体重、血常规（含白细胞分类）、转氨酶、血糖、心电图。

任务实施

具体见表6-9-1。

表6-9-1　任务九中"任务导入"材料分析

工作流程	内容要点	注意事项
建档管理	1．患者是发病报告对象，也就是符合《中华人民共和国精神卫生法》第三十条第二款第二项情形的患者，只需告知后，可直接纳入社区管理 2．根据《严重精神障碍发病报告管理办法》要求，社区精防医生应在5个工作日内接收，为患者建立健康档案，并将患者信息告知辖区公安机关，与村（居）委员会人员、民警等共同进行随访 3．鉴于该患者及家属不配合建档，可以先通过辖区民警打电话充分告知患者和家属相关法律法规中关于严重精神障碍管理治疗服务的内容、权益和义务等，预约首次共同上门随访时间，或者约其到社区卫生服务中心接受建档随访	
应急处置	1．紧急分析评估患者大致情况，患者有打砸物品、冲动伤人行为，属于"已经发生危害他人安全的行为" 2．立即查阅患者健康档案，核实患者基本情况及详细家庭地址 3．马上联系社区公安民警告知他们患者目前状况，请求进行现场应急处置 4．联系精神专科医生，开通绿色通道，准备接收患者 5．准备好患者的基础档案以及"严重精神障碍应急处置知情同意书"和"严重精神障碍应急处置记录单"后立即赶赴现场	
社区管理	1．患者符合办理"非自愿住院"的条件，家属不愿意办理住院手续。可以立即联系社区关爱干部前往医院办理住院手续 2．患者家庭贫困，有残疾证，社区居委会可以根据当地救治救助政策帮助患者家属申请相关住院及门诊医疗救助 3．患者已经属于易肇事肇祸的严重精神障碍患者，告知家属可以协助其申请享受"以奖代补"政策，并将此患者纳入社区关爱对象，让家属履行监护职责，认真做好患者的监护	

（田淑军）

任务十

肺结核患者健康管理服务

任务目标

1. 掌握肺结核患者健康管理内容。
2. 熟悉肺结核患者健康管理流程。
3. 能开展肺结核筛查、转诊、治疗过程管理工作。

任务导入

2022 年 4 月 6 日，某社区卫生服务中心医生收到辖区疾控中心发来的肺结核患者治疗管理通知单，通知单中写明辖区居民刘先生已经被结核病定点医疗机构确诊为初治涂阳肺结核，并开始抗结核治疗，要求落实患者的督导服药和管理工作。

2022 年 4 月 7 日，社区卫生服务中心医生前往该患者家，开展第一次入户随访。

问题 1：社区卫生服务中心蔡医生接到通知后，如何落实该患者的管理？

问题 2：第一次入户随访的内容有哪些？

相关理论知识

（一）肺结核相关诊疗基础

1. **治疗原则** 结核病化学治疗的基本原则是早期、规律、全程、适量、联合。整个治疗方案分强化期和巩固期两个阶段。化学治疗的主要作用为杀菌和灭菌、防止耐药菌产生、减少结核菌的传播。

2. **标准化学治疗方案**

（1）初治活动性肺结核（含痰涂片阳性和阴性）：通常选用 2HRZE/4HR 方案，即强化期使用异烟肼、利福平、吡嗪酰胺、乙胺丁醇，1 次 /d，共 2 个月；巩固期使用异烟肼、利福平 1 次 /d，共 4 个月。若强化期第 2 个月末痰涂片仍阳性，强化方案可延长 1 个月，总疗程 6 个月不变。对粟粒型肺结核或结核性胸膜炎上述疗程可适当延长，强化期为 3 个月，巩固期 6 ~ 9 个月，总疗程 9 ~ 12 个月。在异烟肼高耐药地区，可选择 2HRZE/4HRE 方案。

（2）复治活动性肺结核（含痰涂片阳性和阴性）：常用方案为 2HRZSE/6HRE，3HRZE/6HR，2HRZSE/1HRZE/5HRE。复治结核应进行药敏试验，对上述方案治疗无效的复治肺结核应参考耐多药结核可能，需按耐药或耐多药结核治疗。

（3）耐药结核和耐多药结核：对至少包括异烟肼和利福平在内的 2 种以上药物产生耐药的结核为耐多药结核（multi-drug resistance tuberculosis，MDR-TB）。WHO 根据药物的有效性和安全性将治疗耐药结核的药物分为 A、B、C、D 4 组，其中 A、B、C 组为核心二线药物，D 组为非核心的附加药物。

A 组：氟喹诺酮类，包括高剂量左氧氟沙星（≥750mg/d）、莫西沙星及加替沙星。

B 组：二线注射类药物，包括阿米卡星、卷曲霉素、卡那霉素、链霉素。

C 组：其他二线核心药物，包括乙硫异烟胺（或丙硫异烟胺）、环丝氨酸（或特立齐酮）、利奈唑胺和氯法齐明。

D 组：可以添加的药物，但不能作为 MDR-TB 治疗的核心药物，分为 3 个亚类，D1组包括吡嗪酰胺、乙胺丁醇和高剂量异烟肼；D2 组包括贝达喹啉和德拉马尼；D3 组包括对氨基水杨酸、亚胺培南西司他丁、美罗培南、阿莫西林克拉维酸、氨硫脲。

耐药结核治疗的强化期应包含至少 5 种有效抗结核药物，包括吡嗪酰胺及 4 个核心二线抗结核药物：A 组 1 个，B 组 1 个，C 组 2 个。如果以上的选择仍不能组成有效方案，可以加入 1 种 D2 组药物，再从 D3 组选择其他有效药物，从而组成含 5 种有效抗结核药物的方案。

3.**直接面视下短程督导化疗**　也称全程督导化疗，是治疗和管理结核患者的有效方法。具体做法是在化疗期内，患者每次服药均在督导人员面视下服用。"直接面视下短程督导化疗"对于患者来说，可以保证在不住院条件下得到规律治疗，提高了治愈率，防止细菌产生耐药性，减少复发机会。对于家人和社会来说，这种方法可以减少传染从而阻断结核病的传播。接受直接面视下短程督导化疗治疗管理是结核患者的最佳选择。

（二）肺结核患者社区健康管理

1.**筛查及推介转诊**　对辖区内前来就诊的居民或患者，如发现有慢性咳嗽、咳痰≥2周，咯血、血痰，或发热、盗汗、胸痛或不明原因消瘦≥2 周等肺结核可疑症状者，在鉴别诊断的基础上，填写"双向转诊单"。推荐其到结核病定点医疗机构进行结核病检查。1 周内进行电话随访，了解是否前去就诊，督促其及时就医。

就诊流程：咳嗽、咳痰≥2 周，咯血、血痰，或发热、盗汗、胸痛或不明原因消瘦等≥2 周→就近卫生室、卫生院或社区卫生服务中心就诊→疑似肺结核开具推介转诊单→到结核病定点医院免费进行胸片、痰检及检查→经医生确诊肺结核→纳入肺结核患者健康管理、接受国家免费治疗。

2.**第一次入户随访**　根据《肺结核患者健康管理服务规范》的工作要求，社区卫生服务中心工作人员接到上级专业机构管理肺结核患者的通知单后 72h 内完成患者入户访视。第一次入户随访的主要工作内容包括以下几种。

（1）确定督导人员：督导服药管理方式分为以下几类。

1）医务人员督导：县（区）定点医疗机构、乡镇卫生院（社区卫生服务中心）和村卫生室（社区卫生服务站）承担预防保健工作任务的医务人员，在患者服药日对患者进行直接面视下督导服药。

2）家庭成员督导：结核病患者的配偶、父母、子女及与患者一起生活的其他家庭成员，年龄在 15 岁以上，具有小学及以上文化程度，经过医生培训后能够督促管理患者服药、复查和填写相关记录者，也可对结核病患者进行督导服药管理。

3）志愿者督导：除医务人员和家庭成员外，志愿承担对结核病患者治疗管理工作的人员，如教师、学生、已治愈的结核病患者及其他人员等。年龄在 18 岁以上，具有初中及以上文化程度，经过医生培训后能够督促管理患者服药、复查和填写相关记录者，也可对结核病患者进行督导服药管理。

4）自服药：患者依靠自我管理进行服药的方式。此种督导方式效果差，应尽量避免。

肺结核患者的督导员优先选择医务人员，也应以医务人员为主。在患者服药日由医务人员对患者进行直接面视下督导服药，特别是病原学阳性肺结核患者，实行全程督导下的治疗管理。

（2）对患者的居住环境进行评估。肺结核是通过空气传播的呼吸道传染病，做好感染控制工作，可以防止和避免交叉感染，从而预防及减少结核分枝杆菌在家庭内的传播，为患者及其家属提供安全的环境。

1）患者居住情况评估。家属应尽量与传染期的结核病患者分开居住。无条件的尽可能住院治疗，家属尽量减少到医院探视患者。患者在与其他人同住时尽量减少与家人面对面无防护接触，尤其是家中的 5 岁以下儿童和老年人。必须接触时患者需戴外科口罩。

2）患者居室通风情况评估。患者居住房需定期开窗通风，每日至少早晚通风 2 次，每次通风时间应不少于 60min。

3）患者卫生习惯评估：患者尽量减少外出，避免乘坐公共交通工具。咳嗽或打喷嚏时用肘部或纸巾遮盖口鼻，与别人接触时应戴口罩，勤洗手等。患者居室地面、物体表面、痰盂等应当每日定时清洁，使用含氯消毒剂擦拭消毒或浸泡消毒。

（3）对患者及家属进行结核病防治知识宣传教育。对肺结核患者健康宣教的主要内容包括：

1）只要配合医生、遵从医嘱，严格坚持规律服药，绝大多数肺结核是可以彻底治愈的。

2）坚持全疗程服药是能否治愈的关键。如果不遵从医嘱，不按时服药，不完成全疗程治疗，可能会导致初次治疗失败，严重者会发展为耐多药结核病。

3）治疗期间要按医生的嘱咐定期复查，发生不良反应及时到医院就诊。

4）肺结核治疗后很快就能消除传染性，但在痰菌没有转阴前，尽量居家隔离，减少外出，必须外出时应戴口罩。

5）如果患者需要短时间的外出，应告知医生，并带够足量的药品继续按时服药，同时要注意将药品低温、避光保存。如果改变居住地，应及时告知医生，以便能够延续治疗。

6）不随地吐痰，咳嗽或打喷嚏时掩住口鼻。

7）多吃有营养的餐食，加强锻炼，提高抵抗力，有助于康复。

8）建议患者的家人、同班、同宿舍同学、同办公室同事或经常接触的好友等密切接触者，及时到定点医疗机构进行结核菌感染和肺结核筛查。

（4）患者出现病情加重等异常情况时的处理。第一次入户随访时要告诉患者和家属，患者如果出现意识改变、呼吸困难、发绀、咯血、心悸、气急、胸痛、胸闷、刺激性干咳、少尿、无尿、严重的皮疹、视物模糊、皮肤瘙痒、皮疹等严重不良反应应立即就诊处理。

（5）填写入户随访表。基层医疗卫生机构医务人员开展第一次入户随访后，及时填写"肺结核患者第一次入户随访记录表"，并将记录表保存在患者健康档案中。若72h内2次访视均未见到患者，则将访视结果向上级专业机构报告。

3．督导服药和随访管理

（1）督导服药

1）医务人员督导：患者服药日，医务人员对患者进行直接面视下督导服药。

2）家庭成员督导：患者每次服药要在家属的面视下进行。

3）服药注意事项：由于抗结核药物的服药时间长，不良反应较多，所以用药过程中应该注意以下几点：① 患者应遵照医生医嘱用药，不能随便增加或减少剂量；② 患者应定期去医院复诊；③ 患者在服药过程中，有异常的反应及时与社区医生联系。

（2）随访评估：对于由医务人员督导的患者，医务人员至少每月记录1次对患者的随访评估结果；对于由家庭成员督导的患者，基层医疗卫生机构要在患者的强化期或注射期内每10天随访1次，继续期或非注射期内每1个月随访1次。

1）评估是否存在危急情况，如有则紧急转诊，2周内主动随访转诊情况。

2）对无须紧急转诊的患者，了解其服药情况（包括服药是否规律，是否有不良反应等），询问上次随访至此次随访期间的症状。询问其他疾病状况、用药史和生活方式。

（3）分类干预

1）对于能够按时服药，无不良反应的患者，则继续督导服药，并预约下一次随访时间。

2）患者未按定点医疗机构的医嘱服药，要查明原因。若是不良反应引起的，则转诊；若其他原因，则要对患者强化健康教育。若患者漏服药次数超过1周及以上，要及时向上级专业机构进行报告。

3）对出现药物不良反应、并发症或合并症的患者，要立即转诊，2周内随访。

4）提醒并督促患者按时到定点医疗机构进行复诊。

4．结案评估　当患者停止抗结核治疗后，要对其进行结案评估，包括：记录患者停止治疗的时间及原因；对其全程服药管理情况进行评估；收集和上报患者的"肺结核患者治疗记录卡"或"耐多药肺结核患者服药卡"。同时将患者转诊至结核病定点医疗机构进行治疗转归评估，2周内进行电话随访，了解是否前去就诊及确诊结果。

任务实施

具体见表6-10-1。

表 6-10-1 任务十中"任务导入"材料分析

工作流程	内容要点	注意事项
筛查	发现可疑症状者，填写"双向转诊单"。推荐其到结核病定点医疗机构进行结核病检查。1周内进行电话随访	
第一次入户随访	接到上级专业机构管理肺结核患者的通知单后，要在72h内访视患者：① 确定督导人员；② 对患者的居住环境进行评估；③ 对患者及家属进行结核病防治知识宣传教育；④ 告知须及时就诊情形。若72h内2次访视均未见到患者，向上级专业机构报告	
督导服药	直接面视下督导服药，填写服药记录	
随访管理	1. 评估是否存在须紧急转诊情况，2周内主动随访转诊结果 2. 对无须紧急转诊的，了解患者服药情况上次随访至此次随访期间的症状。询问其他疾病状况、用药史和生活方式	
分类干预	1. 对于能够按时服药，无不良反应的患者，则继续督导服药，并预约下一次随访时间 2. 患者未按定点医疗机构的医嘱服药，要查明原因。转诊或强化健康教育。若患者漏服药次数超过1周及以上，要及时向上级专业机构进行报告 3. 对出现药物不良反应、并发症或合并症的患者，要立即转诊，2周内随访 4. 提醒并督促患者按时到定点医疗机构进行复诊	
结案评估	记录患者停止治疗的时间及原因；对其全程服药管理情况进行评估；收集和上报患者的"肺结核患者治疗记录卡"或"耐多药肺结核患者服药卡"。同时将患者转诊至结核病定点医疗机构进行治疗转归评估，2周内进行电话随访	

（田淑军）

任务十一

传染病及突发公共卫生事件报告和处理服务

任务目标

1. 掌握传染病的定义、流行过程三环节、预防措施、报告时限。
2. 熟悉法定传染病的分类分级，突发公共卫生事件报告分类、应急管理。
3. 能按照相关要求及时应对处理突发公共卫生事件和群体不明原因疾病。

任务导入

2015年5月20日，一名68岁男性在韩国接受治疗后不治身亡，被诊断感染了中东呼吸综合征（MERS）病毒。接下来的1个月内，这起 MERS 病例在韩国迅速蔓延，引发全国性的公共卫生危机。这起 MERS 疫情始于一名商人从中东返回韩国后出现症状,前往医院就诊。由于医院未能及时隔离和诊断,该名商人在医院内继续传播病毒,引发了一连串的院内感染。随后,这名商人传染给家人、朋友和接触者,被传染者进一步传播病毒,导致 MERS 在韩国迅速扩散。

　　问题 1:上述案例中,传染病防控存在哪些问题?

　　问题 2:发现传染病疫情后,我们应该怎么做?

相关理论知识

(一)传染病防治基本知识

　　1. 传染病的定义　传染病(infectious disease)是由病原体(细菌、病毒和寄生虫等)引起的,能在人与人、动物与动物及人与动物之间相互传播的多种疾病的总称。

　　2. 传染病流行的基本环节　传染病在人群中的发生,必须具备三个相互连接的条件,即传染源、传播途径和易感人群。这三个条件统称传染病流行过程的三环节,当这三个条件同时存在并相互作用时就造成传染病的发生与蔓延。流行过程既受自然因素影响,也受社会因素影响。如果能正确认识各种传染病流行过程的规律性,及时采取有效措施,切断其中任意一个环节,即可阻止传染病在人群中的传播和流行,从而达到预防和控制传染病的目的。

　　3. 法定传染病分类　我国 1989 年颁布的《中华人民共和国传染病防治法》中规定的传染病分为甲、乙、丙三类,共 35 种。2004 年修订后,规定的传染病仍为甲、乙、丙三类,病种调整为 37 种;2008 年卫生部公布增加手足口病为丙类传染病,2009 年卫生部公布增加甲型 H1N1 流感为乙类传染病,2013 年国家卫生计划生育委员会发布通知将人感染 H7N9 禽流感纳入法定乙类传染病,将甲型 H1N1 流感从乙类调整为丙类,并纳入现有流行性感冒进行管理,解除对人感染高致病性禽流感采取的传染病防治法规定的甲类传染病预防、控制措施;2020 年国家卫生健康委员会发布公告将新型冠状病毒感染纳入乙类传染病;2023 年国家卫生健康委员会发布公告将猴痘纳入乙类传染病。目前我国法定报告传染病共 41 种。

　　(1)甲类:鼠疫、霍乱,共 2 种。

　　(2)乙类:传染性非典型肺炎、人感染 H7N9 禽流感、艾滋病、病毒性肝炎、脊髓灰质炎、人感染高致病性禽流感、麻疹、流行性出血热、狂犬病、流行性乙型脑炎、登革热、炭疽、细菌性和阿米巴性痢疾、肺结核、伤寒和副伤寒、流行性脑脊髓膜炎、百日咳、白喉、新生儿破伤风、猩红热、布鲁氏菌病、淋病、梅毒、钩端螺旋体病、血吸虫病、疟疾、新型冠状病毒感染、猴痘,共 28 种。

　　(3)丙类:流行性感冒、流行性腮腺炎、风疹、急性出血性结膜炎、麻风病、流行性和地方性斑疹伤寒、黑热病、棘球蚴病、丝虫病,除霍乱、细菌性和阿米巴性痢疾、伤寒和副伤寒以外的感染性腹泻病、手足口病,共 11 种。

　　同时规定,对乙类传染病中传染性非典型肺炎、炭疽中的肺炭疽和人感染高致病性禽流感等,采取甲类传染病的预防、控制措施。其他乙类传染病和突发原因不明的传染病需要采取甲类传染病的预防、控制措施的，由国务院卫生行政部门及时报经国务院批准。省、自治区、直辖市人民政府对本行政区域内常见、多发的其他地方性传染病，可以根据情况决定按照乙类或者丙类传染病管理并予以公布，报国务院卫生行政部门备案。

4．传染病的预防　　在未来相当长一段时间内，传染病的预防与控制仍将是我国疾病预防与控制的重要内容之一。由于传染源、传播途径和易感人群是构成传染病流行过程的三个基本环节，必须同时具备，缺一不可，因此，传染病预防和控制的基本策略就是针对这三个环节采取相应措施。

（1）患者：针对患者的措施应做到"五早"，即早发现、早诊断、早报告、早隔离、早治疗。

（2）病原携带者：对病原携带者，应做好登记、管理和随访，直至其病原体检查2～3次阴性。在饮食、托幼和服务行业工作的病原携带者须暂时离开工作岗位，久治不愈的伤寒或病毒性肝炎病原携带者不得从事威胁性职业。艾滋病、乙肝和丙肝、疟疾病原携带者严禁做献血员。

（3）接触者：凡与传染源有过接触并有可能受感染者都应接受检疫。检疫期为最后接触日至该病的最长潜伏期。

1）留验：隔离观察。甲类传染病接触者应留验，即在指定场所进行观察，限制活动范围，实施诊察、检验和治疗。

2）医学观察：乙类和丙类传染病接触者可正常工作、学习，但需接受体检、测量体温、病原学检查和必要的卫生处理等医学观察。

3）应急接种和药物预防：对潜伏期较长的传染病如麻疹，可对接触者施行预防接种。此外还可采用药物预防，如服用青霉素预防猩红热，服用乙胺嘧啶或氯喹预防疟疾等。

（4）动物传染源：对危害大且经济价值不大的动物传染源应予以彻底消灭。对危害大的病畜或野生动物应予以捕杀、焚烧或深埋。对危害不大且有经济价值的病畜可予以隔离治疗。此外，还要做好家畜和宠物的预防接种和检疫。

5．传染病暴发、流行的紧急措施　　根据传染病防治法规定，在有传染病暴发、流行时，县级以上地方人民政府应当立即组织力量、按照预防、控制预案进行防治，切断传染病的传播途径，报经上一级人民政府决定后，可以采取下列紧急措施。

（1）限制或者停止集市、影剧院演出或者其他人群聚集的活动。

（2）停工、停业、停课。

（3）封闭或者封存被传染病病原体污染的公共饮用水源、食品以及相关物品。

（4）控制或者扑杀染疫野生动物、家畜家禽。

（5）封闭可能造成传染病扩散的场所。

甲类和乙类传染病暴发、流行时，县级以上地方人民政府报经上一级人民政府决定，可以宣布本行政区域部分或者全部为疫区；国务院可以决定并宣布跨省、自治区、直辖市的疫区。县级以上地方人民政府可以在疫区内采取上述紧急措施，并可以对出入疫区的人员、物资和交通工具实施卫生检疫。省、自治区、直辖市人民政府可以决定对本行政区域内的甲类传染病疫区实施封锁；但是，封锁大、中城市的疫区或者封锁跨省、自治区、直辖市的疫区，以及封锁疫区导致中断干线交通或者封锁国境的，由国务院决定。

6. 传染病报告和处理

（1）传染病的发现和登记：门诊部、住院部等有关科室接诊传染病患者时，首先进行登记、填写《传染病报告卡》，然后做好处置工作。检验科、放射科等检验部门发现与传染病诊断有关的异常检验结果应及时反馈给临床医生，以便及时作出诊断并报告。

（2）疫情报告和公布：2006年卫生部新修订的《突发公共卫生事件与传染病疫情监测信息报告管理办法》中明确规定：各级各类医疗机构、疾病预防控制机构、采供血机构均为责任报告单位；其执行任务的人员和乡村医生、个体开业医生均为责任疫情报告人，必须按照传染病防治法的规定进行疫情报告，履行法律规定的义务。

7. 传染病的隔离　甲类传染病患者、病原携带者必须强制隔离治疗，隔离期限根据各种传染病的最长传染期及医学检查结果确定。对甲类传染病的疑似患者，确诊前在指定场所单独隔离治疗。拒绝隔离治疗的，可以由公安机关协助医疗机构采取强制隔离治疗措施。乙类或丙类传染病患者、病原携带者根据病情采取必要的治疗或者控制传播措施。凡与传染源有过接触并有可能感染者应根据具体情况进行隔离、留验、医学观察。

8. 传染病的消毒　消毒（disinfection）是用化学、物理、生物的方法杀灭或消除环境中致病性微生物的一种措施。从公共卫生角度分类，消毒可分为预防性消毒和疫源地消毒两大类。

（1）预防性消毒：指针对可能受到病原微生物污染的场所和物品施行消毒，如乳制品消毒、饮水消毒、空气消毒等。

（2）疫源地消毒：指对现有或曾经有传染源存在的场所进行消毒，目的是消灭传染源排出的致病性微生物。疫源地消毒又分为随时消毒和终末消毒。

1）随时消毒（current disinfection）：当传染源还存在时，对其排泄物、分泌物及其所污染的物品和场所及时进行消毒。

2）终末消毒（terminal disinfection）：当传染源痊愈、死亡或离开后所作的一次性彻底消毒。其目的是完全清除传染源所播散、留下的病原微生物。通常情况下，病原微生物对外界抵抗力较强的疾病才需要进行终末消毒，如霍乱、鼠疫、伤寒、病毒性肝炎、肺结核、炭疽、白喉等；而对外界抵抗力较弱的疾病如水痘、流行性感冒、麻疹等一般不需要进行终末消毒。

（二）突发公共卫生事件

突发公共卫生事件常常缺乏先兆，突然发生，且直接威胁公众身心健康与生命安全。随着全球人口的不断增长和资源的逐渐耗竭，突发公共卫生事件的危害日益突出。探索突发公共卫生事件的发生、发展规律，以及研究预防事件发生、控制事件发展、消除事件危害的对策和措施，是突发公共卫生事件研究的重要任务。

1. 突发公共卫生事件的定义　突然发生，造成或者可能造成社会公众健康严重损害的重大传染病疫情、群体性不明原因疾病、重大食物和职业中毒及其他严重影响公众健康的事件。比如，严重急性呼吸综合征（SARS）是人类之前未曾经历过的疾病，而且突然发生，迅速传播，造成大量人员健康受损，甚至死亡，属于重大传染病疫情，是一起典型的突发公共卫生事件。

2．突发公共卫生事件报告种类　按照《突发公共卫生事件应急条例》将突发公共卫生事件分为重大传染病疫情、群体性不明原因疾病、重大中毒事件和其他严重影响公众健康的事件四类。

（1）重大传染病疫情：某种传染病在短时间内发生、波及范围广泛，出现大量的患者或死亡病例，其发病率远远超过常年的发病率水平。

（2）群体性不明原因疾病：在短时间内，某个相对集中的区域内，同时或者相继出现具有共同临床表现患者，且病例不断增加，范围不断扩大，又暂时不能明确诊断的疾病。

（3）重大中毒事件：由于食品污染和职业危害的原因，而造成的人数众多或者伤亡较重的中毒事件。

（4）其他严重影响公众健康的事件：包括医源性感染暴发，药品或免疫接种引起的群体性反应或死亡事件，严重威胁或危害公众健康的水、环境、食品污染和放射性、有毒有害化学性物质丢失、泄漏等事件，生物、化学、核辐射等恐怖袭击事件，有毒有害化学品生物毒素等引起的集体性急性中毒事件，有潜在威胁的传染病动物宿主、媒介生物发生异常，学生因意外事故自杀或他杀出现1例以上的死亡，以及上级卫生行政部门临时规定的其他重大公共卫生事件。

3．突发公共卫生事件的级别　根据突发公共卫生事件导致人员伤亡和健康危害情况将医疗卫生救援事件分为特别重大（Ⅰ级）、重大（Ⅱ级）、较大（Ⅲ级）和一般（Ⅳ级）四级。

4．群体性不明原因疾病　具有临床表现相似性、发病人群聚集性、流行病学关联性、健康损害严重性的特点。这类疾病可能是传染病（包括新发传染病）、中毒或其他未知因素引起的疾病。《群体性不明原因疾病应急处置方案》中将群体性不明原因疾病分为特别重大群体性不明原因疾病事件（Ⅰ级）、重大群体性不明原因疾病事件（Ⅱ级）、较大群体性不明原因疾病事件（Ⅲ级）3级。

5．突发公共卫生事件的应急管理

（1）突发公共卫生事件应急管理的四阶段

第一阶段：潜伏期，即有迹象表明潜在有可能发生突发公共卫生事件。

第二阶段：发生期，关键的突发公共卫生事件突然暴发，而且迅速演变。

第三阶段：蔓延期，突发公共卫生事件的影响在存在的同时逐步扩大。

第四阶段：衰退期，突发公共卫生事件的影响渐渐消退，但仍需保持警惕，以免突发公共卫生事件重复。

（2）突发事件的预防与应急准备：是指在突发事件发生前，通过政府主导和动员全社会参与，采取各种有效措施，消除突发事件隐患，避免突发事件发生；或在突发事件来临前，做好各项充分准备，防止突发事件升级或扩大，最大限度地减少突发事件造成的损失和影响。

突发事件预防和应急准备的主要内容如下。

1）制定各类突发事件应急预案。

2）注重对民众的宣传教育。

3）普查和监控风险隐患。

4）组织培训、建立专业性应急救援队伍、对应急预案进行演练。

5）加强有关突发事件预防技术的研发。

6）确立突发事件应对保障制度。

7）城乡建设符合突发事件预防和应急准备的要求。

（3）应急处理：突发公共卫生事件的应急处理必须遵循预防为主、常备不懈的方针，建立和完善突发公共卫生事件的应急反应体系，制定应急预案，一旦发生突发公共卫生事件能立即响应，在短时间内使事态得到控制，保障人民群众的生命财产安全及社会稳定和经济发展。

1）启动应急预案。

2）应急处理措施。

（4）突发公共卫生事件应急处置的关键环节

1）建立预警系统：确定风险来源；分析应急事件；制定防控策略。

2）健全决策机制：事先决策；效率至上；沟通交流；依法科学决策；建立问责机制。

3）规范信息传播：及时、准确、全面公布准确、客观、公正、正确的导向信息。

4）保障物资供应：医疗设备、防护设备、生活物品、通信设备等。

5）依法行政：防止无序管理、挪用物资、百姓心态不平衡等。

（三）传染病及突发公共卫生事件报告

1．**传染病疫情和突发公共卫生事件风险管理** 在疾病预防控制机构和其他专业机构指导下，乡镇卫生院、村卫生室和社区卫生服务中心（站）协助开展传染病疫情和突发公共卫生事件风险排查、收集和提供风险信息，参与风险评估和应急预案制（修）订。突发公共卫生事件是指突然发生，造成或者可能造成社会公众健康严重损害的重大传染病疫情、群体性不明原因疾病、重大食物和职业中毒以及其他严重影响公众健康的事件。

2．**传染病和突发公共卫生事件的发现、登记** 乡镇卫生院、村卫生室和社区卫生服务中心（站）应规范填写分诊记录、门诊日志、入/出院登记本、X线检查和实验室检测结果登记本或由电子病历、电子健康档案自动生成规范的分诊记录、门诊日志、入/出院登记、检测检验和放射登记。首诊医生在诊疗过程中发现传染病患者及疑似患者后，按要求填写《传染病报告卡》或通过电子病历、电子健康档案自动抽取符合交换文档标准的电子《传染病报告卡》；如发现或怀疑为突发公共卫生事件时，按要求填写《突发公共卫生事件相关信息报告卡》。

3．传染病和突发公共卫生事件相关信息报告

（1）报告程序与方式：具备网络直报条件的机构，在规定时间内进行传染病和／或突发公共卫生事件相关信息的网络直报；不具备网络直报条件的，按相关要求通过电话、传真等方式进行报告，同时向辖区县级疾病预防控制机构报送《传染病报告卡》和／或《突发公共卫生事件相关信息报告卡》。

（2）报告时限：发现甲类传染病和乙类传染病中的肺炭疽、传染性非典型肺炎等患者和疑似患者，或发现其他传染病、不明原因疾病暴发和突发公共卫生事件相关信息时，应按有关要求于 2h 内报告。发现其他乙、丙类传染病患者、疑似患者和规定报告的传染病病原携带者，应于 24h 内报告。

（3）订正报告和补报：发现报告错误，或报告病例转归或诊断情况发生变化时，应及时对《传染病报告卡》和／或《突发公共卫生事件相关信息报告卡》等进行订正；对漏报的传染病病例和突发公共卫生事件，应及时进行补报。

4．传染病和突发公共卫生事件的处理

（1）患者医疗救治和管理：按照有关规范要求，对传染病患者、疑似患者采取隔离、医学观察等措施，对突发公共卫生事件伤者进行急救，及时转诊，书写医学记录及其他有关资料并妥善保管，尤其是要按规定做好个人防护和感染控制，严防疫情传播。

（2）传染病密切接触者和健康危害暴露人员的管理：协助开展传染病接触者或其他健康危害暴露人员的追踪、查找，对集中或居家医学观察者提供必要的基本医疗和预防服务。

（3）流行病学调查：协助对本辖区患者、疑似患者和突发公共卫生事件开展流行病学调查，收集和提供患者、密切接触者、其他健康危害暴露人员的相关信息。

（4）疫点、疫区处理：做好医疗机构内现场控制、消毒隔离、个人防护、医疗垃圾和污水的处理工作。协助对被污染的场所进行卫生处理，开展杀虫、灭鼠等工作。

（5）应急接种和预防性服药：协助开展应急接种、预防性服药、应急药品和防护用品分发等工作，并提供指导。

（6）宣传教育：根据辖区传染病和突发公共卫生事件的性质和特点，开展相关知识技能和法律法规的宣传教育。

任务实施

具体见表 6-11-1。

表 6-11-1 任务十中"任务导入"材料分析

解决思路	内容要点	注意事项
风险管理	协助进行风险排查；收集和提供风险信息；参与风险评估；参与应急预案制订	
发现登记	首诊医生在诊疗过程中发现传染病患者及疑似患者按要求填写《传染病报告卡》。如发现或怀疑为突发公共卫生事件时，按要求填写《突发公共卫生事件相关信息报告卡》	

续表

解决思路	内容要点	注意事项
报告程序	报告程序和方式：具备网络直报条件的责任报告单位，在规定时间内进行传染病和／或突发公共卫生事件相关信息的网络直报；不具备网络直报条件的责任报告单位，按相关要求通过电话、传真等方式进行传染病和／或突发公共卫生事件相关信息报告，同时向辖区县级疾病预防控制机构报送《传染病报告卡》和／或《突发公共卫生事件相关信息报告卡》	
报告时限	发现甲类传染病和乙类传染病中的肺炭疽、传染性非典型肺炎等患者和疑似患者，或发现其他传染病、不明原因疾病暴发和突发公共卫生事件相关信息时，应按有关要求于2h内报告。发现其他乙、丙类传染病患者、疑似患者和规定报告的传染病病原携带者，应于24h内报告	
订正报告和补报	发现报告错误，或报告病例转归或诊断情况发生变化时，应及时对《传染病报告卡》和／或《突发公共卫生事件相关信息报告卡》等进行订正；对漏报的传染病病例和／或突发公共卫生事件，应及时进行补报	
处理措施	1. 患者医疗救治和管理 2. 传染病接触者和健康危害暴露人员的管理 3. 流行病学调查 4. 疫点、疫区处理 5. 应急接种和预防性服药 6. 宣传教育	

（马九零　徐梦寒）

任务十二

卫生监督协管服务

任务目标

1. 掌握卫生监督协管服务内容、服务流程，食源性疾病及相关信息的报告、非法行医和非法采供血的报告、饮用水卫生安全巡查。

2. 熟悉卫生监督协管的概念及目标，食源性疾病、非法行医及非法采供血的概念。

3. 能在辖区内巡查发现问题，并准确甄别非法行医等违法线索。

任务导入

非法行医案例辨析

李某，男，退休医生，退休后在家里为街道居民看病，9月7日11时，张某（女，69岁）因咳嗽、发热3d，自带青霉素针剂到李某家里，李某为其做皮试后，按操作规程注射了其自带的青霉素针剂。约10min后，出现青霉素过敏反应特征，立即按规范进行抢救，邻居见状立即拨打"120"电话。11时40分，张某被送到医院抢救，12时32分，张某因呼吸循环衰竭而死亡。法医鉴定：张某因注射青霉素引起过敏性休克而急性死亡。以上事实，有法医鉴定结论证人证言等证据予以证实。

问题 1：李某的行为是否属于非法行医？

问题 2：如果你是卫生监督协管员，接到类似案例应该怎么做？

相关理论知识

（一）卫生监督协管服务的相关理论

1. **卫生监督**　长期以来现行卫生行政法律法规中，对卫生健康监督机构受委托执法并无明确授权，导致卫生健康监督机构身份定位和职能地位尴尬，直接影响卫生健康监督机构的生存发展和卫生行政执法人员的工作积极性。2020 年 6 月 1 日，中国卫生健康领域第一部基础性、综合性法律——《中华人民共和国基本医疗卫生与健康促进法》正式实施，第九十四条最终确定卫生健康监督机构的受委托行政执法职能地位，使备受卫生监督人员关注的身份定位和职能地位问题有了定论。

卫生监督工作的主要内容如下：制定和组织实施卫生法律法规执行情况监督检查的规划；依法组织部署和协调开展医疗卫生、公共卫生、中医服务等卫生与健康领域综合监督管理与执法；依法依规查处违法行为。

2. **卫生监督协管**　是地方各级卫生行政部门授权的协管单位对辖区内的居民实施信息报告、安全巡查及相关服务工作的统称。协管单位一般指的是乡镇卫生院、村卫生室和社区卫生服务中心（站）等基层医疗卫生机构，地方各级卫生行政部门授权的其他医疗卫生机构也可作为协管单位。协管单位无执法权，发现违法线索及时留存证据，并按要求向上级卫生健康监督机构报告。

3. **食源性疾病**

（1）定义：食源性疾病指食品中致病因素进入人体引起的感染性、中毒性等疾病，包括食物中毒。

（2）分类：食源性疾病的种类繁多，致病因素和发病机制不尽相同，可按多种方式进行分类。目前按致病因素进行分类比较常见，分为细菌性食源性疾病、病毒性食源性疾病、食源性寄生虫病、化学性食物中毒、食源性肠道传染病、食源性变态反应性疾病、食源性放射病。

（3）食源性疾病通常具有如下特征：① 发病与食物有关；② 如果食物一次大量污染，则在用餐者中可出现暴发；③ 停止污染食物供应后，食源性疾病的暴发很快终止；④ 临床表现相似；⑤ 在污染食物和发病者中，可以检出与引起中毒临床表现一致的致病因素。

4. **生活饮用水**

（1）生活饮用水：指由集中式供水单位直接供给居民作为饮水和生活用水，该水的水质必须确保居民终生饮用安全。集中式供水指由水源集中取水，经统一净化处理和消毒后，由输水管网送至用户的供水方式（包括公共供水和单位自建设施供水）。二次供水是将来自集中式供水的管道水另行加压、储存，再送至水站或用户的供水方式。由于城市多为高层建筑，集中式供水水压较低，无法将生活饮用水送入高层建筑，需加压后才能到达用户，故城市多采用二次供水的方式提供生活饮用水，而农村主要为集中式供水。

（2）水质基本要求：① 生活饮用水中不得含有病原微生物；② 生活饮用水中化学物质不得危害人体健康；③ 生活饮用水中不得含有危害人体健康的放射性物质；④ 生活饮用水的感官性状良好；⑤ 生活饮用水应经消毒处理。

5．非法行医及非法采供血

（1）非法行医的概念：指机构或个人违反《刑法》或卫生行政法律法规开展诊疗活动的行为。常见的卫生行政法律法规有《执业医师法》《医疗机构管理条例》《乡村医生从业管理条例》等。诊疗活动是指通过各种检查，使用药物、器械及手术等方法，对疾病作出判断和消除疾病、缓解病情、减轻痛苦、改善功能、延长生命、帮助患者恢复健康的活动。

（2）非法行医的常见形式

1）违反《刑法》的非法行医：指未取得医师执业资格的人擅自从事医疗业务活动。常见形式有以下几种：① 未取得或者以非法手段取得医师执业资格从事医疗活动的；② 被依法吊销医师执业证书期间从事医疗活动的；③ 未取得乡村医生执业证书，从事乡村医疗活动的；④ 家庭接生员实施家庭接生以外的医疗行为的。

2）违反卫生行政法律法规的非法行医：该类非法行医种类繁多，表现形式多种多样。常见形式如下。

① 未取得合法医疗机构执业许可证擅自执业。具体表现如下：未取得医疗机构执业许可证，擅自开展执业活动的；通过买卖、转让、租借医疗机构执业许可证开展执业活动的；使用过期、失效的医疗机构执业许可证开展执业活动的，使用伪造、涂改的医疗机构执业许可证开展执业活动的；逾期不校验医疗机构执业许可证仍从事诊疗活动的或者拒不校验的。

② 超出登记范围开展执业活动的，即超出医疗机构执业许可证核准登记范围开展执业活动的，包括诊疗活动超出登记的诊疗科目范围，变更执业地点、主要负责人、名称未做变更登记。

③ 医疗机构将本单位的科室、门诊部、业务用房租借或承包给社会非卫生技术人员从事医疗活动的；医疗机构将科室或房屋出租、承包给非本医疗机构人员或者其他机构，打着医疗机构的幌子利用欺诈手段开展诊疗活动的行为。

④ 外地医务人员来本行政区域内从事医疗活动，未对其执业证书变更登记。

⑤ 医疗卫生机构使用、聘用非卫生技术人员从事医疗卫生技术工作或开展诊疗活动。

⑥ 未经批准或备案擅自开展义诊。

⑦ 利用 B 超非法开展胎儿性别鉴定或选择性别终止妊娠手术。

⑧ 出具虚假医学证明文件。

⑨ 发布虚假医疗广告信息。

⑩ 未经国家卫生健康委员会和外经贸部批准而擅自成立中外合资、中外合作医疗机

构并开展医疗活动或以合同方式经营诊疗项目的，视同非法行医。

⑪ 外国医师来华短期行医未取得外国医师短期行医许可证的。

（3）非法采供血的概念：指未经过国家主管部门批准或超过批准的业务范围，采集、供应血液或者制作、供应血液制品的行为，或者采集血液、供应血液、制作血液制品、供应血液制品不符合国家相关法律、法规的要求。

（4）非法采供血的常见形式：未经批准，擅自设置血站，开展采供血活动；超出执业登记的项目、内容、范围开展业务活动；非法组织他人出卖血液，献血单位雇人顶替单位献血指标；临床用血的保障、储存、运输不符合国家卫生标准和要求。

（二）卫生监督协管服务

1. 食源性疾病及相关信息报告 发现或怀疑有食源性疾病、食品污染等对人体健康造成危害或可能造成危害的线索和事件，及时报告。

2. 饮用水卫生安全巡查 协助卫生监督执法机构对农村集中式供水、城市二次供水和学校供水进行巡查，协助开展饮用水水质抽检服务，发现异常情况及时报告；协助有关专业机构对供水单位从业人员开展业务培训。

3. 学校卫生服务 协助卫生监督执法机构定期对学校传染病防控开展巡访，发现问题隐患及时报告；指导学校设立卫生宣传栏，协助开展学生健康教育。协助有关专业机构对校医（保健教师）开展业务培训。

4. 非法行医和非法采供血信息报告 协助定期对辖区内非法行医、非法采供血开展巡访，发现相关信息及时向卫生监督执法机构报告。

任务实施

具体见表 6-12-1。

表 6-12-1 任务十二中"任务导入"材料分析

解决思路	内容要点	注意事项
日常巡查	对辖区内食品安全、饮用水卫生、学校卫生、非法终止妊娠、非法胎儿性别鉴定、非法行医和非法采供血等方面进行巡查，规范填写附件 2：卫生监督协管巡查登记表	仔细甄别违法线索
信息收集	对辖区内巡查的信息进行收集整理	
分析综合	对收集整理的信息进行分析，综合考虑，作出判断	
固化证据	若判断辖区内存在违法情况，可加大巡查频次，固化证据	方式方法，做好自我保护
信息报告	经地方各级卫健部门授权的村卫生室、社区卫生服务中心（站）、乡镇（社区）卫生监督协管机构填写附件 1：卫生监督协管信息报告登记表，向县级卫生监督执法局上报违法线索	授权后才可作为协管单位

续表

解决思路	内容要点	注意事项
协助调查	村卫生室及乡镇（社区）卫生监督协管员协助县级卫生监督执法局执法人员进行调查	卫生监督协管员无执法权
健康教育	对广大居民进行宣传、教育，不断提高城乡基层群众健康知识水平和卫生法律政策的知晓率，提升人民群众食品安全风险和疾病防控意识，切实为广大群众提供卫生健康保障	

（马九零　徐梦寒）

任务十三
中医药健康管理服务

任务目标

1. 掌握中医药健康管理的对象及内容。
2. 熟悉中医药健康服务的流程。
3. 能开展老年人体质辨识及儿童中医药保健按摩工作。

任务导入

李大爷，70岁，平素性格内向，常常心情不佳，手脚发凉，畏寒怕冷，吃生冷食物后，易腹痛、腹泻。33项中医体质辨识表分数是：气虚质7分、阳虚质15分、阴虚质6分、湿热质7分、痰湿质8分、血瘀质7分、气郁质6分、特禀质7分、平和质15分。

问题1：如果你是社区卫生服务中心的中医科医生，对李大爷进行中医体质辨识后，考虑哪种体质？

问题2：如何对其进行中医药保健指导？

相关理论知识

（一）中医药保健相关基础

1. **中医体质类型及特点**　根据中华中医药学会2009年发布的《中医体质分类与判定》将中医体质共分为9种基本类型，分别是：平和质、气虚质、阳虚质、阴虚质、痰湿质、湿热质、血瘀质、气郁质、特禀质。

每个人的体质具有相对稳定性，也具有动态可变性，这9种体质之间不是泾渭分明、截然分开的，它们相互之间会有穿插和间杂，但是每个人总有他主要的体质类型。

体质决定了每个人对疾病的易感性，也影响了对治疗的反应和预后转归。

（1）平和质，身心平和的"健康族"：阴阳气血调和，以体态适中、面色红润、精力充沛等为主要特征。

常见表现为面色、肤色润泽，头发稠密有光泽，目光有神，鼻色明润，嗅觉通利，唇色红润，不易疲劳，精力充沛，耐受寒热，睡眠良好，胃纳佳，二便正常，舌色淡红，苔薄白，脉和缓有力。

（2）气虚质，肺脏功能和脾脏功能弱：元气不足，以疲乏、气短、自汗等气虚表现为主要特征。

常见表现为语音低弱，气短懒言，容易疲乏，精神不振，易出汗，舌淡红，舌边有齿痕，脉弱。运动应以柔缓运动，如散步、打太极拳等为主，不宜做大负荷运动和出大汗的运动，忌用猛力和长久憋气。

（3）阳虚质，恶寒喜暖，畏寒怕冷：阳气不足，以畏寒怕冷、手足不温等虚寒表现为主要特征。

常见表现为肌肉松软不实，平素畏冷，手足不温，喜热饮食，精神不振，舌淡胖嫩，脉沉迟。

（4）阴虚质，先天不足易上火：阴液亏少，以口燥咽干、手足心热等虚热表现为主要特征。

常见表现为体形偏瘦，手足心热，口燥咽干，鼻微干，喜冷饮，大便干燥，舌红少津，脉细数。耐冬不耐夏；不耐受暑、热、燥邪。

（5）痰湿质，腹部肥满而松软：痰湿凝聚，以形体肥胖、腹部肥满、口黏苔腻等痰湿表现为主要特征。

常见表现为面部皮肤油脂较多，多汗且黏，胸闷，痰多，口黏腻或甜，喜食肥甘甜黏，苔腻，脉滑。

（6）湿热质，腹胀恶心食欲差：形体中等或偏瘦，湿热内蕴。以面垢油光、口苦、苔黄腻等湿热表现为主要特征。

常见表现为面垢油光，易生痤疮，口苦口干，身重困倦，大便黏滞不畅或燥结，小便短黄，男性易阴囊潮湿，女性易带下增多，舌质偏红，苔黄腻，脉滑数。

（7）血瘀质，面色晦暗黄褐斑：血行不畅，以肤色晦暗、舌质紫黯等血瘀表现为主要特征。

常见表现为肤色晦暗，色素沉着，容易出现瘀斑，口唇黯淡，舌黯或有瘀点，舌下络脉紫黯或增粗，脉涩。

（8）气郁质，闷闷不乐情绪低：气机郁滞，以神情抑郁、忧虑脆弱等气郁表现为主要特征。

常见表现为神情抑郁，情感脆弱，烦闷不乐，舌淡红，苔薄白，脉弦。

（9）特禀质，冷热异味易咳嗽：先天失常，以生理缺陷、过敏反应等为主要特征。

常见表现为：过敏体质者常见哮喘、风团、咽痒、鼻塞、喷嚏等；患遗传性疾病者有先天性、家族性特征。

2．中医药保健指导　体质的形成来自先天禀赋，与人天生的元气、年龄、性别等因素相关，但同样受到后天的影响，如情志、饮食起居、食法不当、劳役不当、自然环境、社会变迁与个人境遇等。因此，可以通过中医药健康指导，改善和纠正偏颇体质，增进身体健康。指导内容包括：情志调摄、饮食调养、起居调摄、运动保健和穴位保健等。

（1）平和质

1）情志调摄：宜多参加社会活动，培养广泛的兴趣爱好。宜保持开朗舒畅的情绪。

2）饮食调养：宜丰富饮食的种类，形成多样化的饮食习惯，多吃五谷杂粮、蔬菜瓜果，少食过于油腻及辛辣之物。建议选择具有健脾、滋肾作用的饮食，如小麦、黄豆、山药、豆腐、木耳、苹果等。参考食疗方如山药扁豆粥，有补益脾胃的作用。

3）起居调摄：应持之以恒地保持良好的生活起居习惯。保持充足的睡眠时间，不宜食后即睡。

4）运动保健：建议形成良好的运动习惯，每日进行 30～60min 的有氧运动。推荐保健运动为八段锦、太极剑以及太极拳。

5）穴位保健：用大拇指或中指按压足三里、气海穴，足三里穴可以两侧穴位同时操作。每次按压操作 5～10min，每日 2 次，10d 为 1 个疗程。

（2）气虚质

1）情志调摄：宜多参加社会活动，培养广泛的兴趣爱好。宜多与别人交谈、沟通，以积极进取的态度面对生活。

2）饮食调养：宜多食益气健脾作用的食物，如小米、黄豆、白扁豆、红薯、山药、胡萝卜、香菇、鲫鱼、莲子、蘑菇等。少吃具有耗气作用的食物如槟榔、空心菜等。参考食疗方如黄芪童子鸡、山药粥等，具有补中益气、益肺固精的作用。

3）起居调摄：气虚质者卫阳不足，易于感受外邪，应注意保暖，不要劳汗当风，防止外邪侵袭。避免劳累，劳则气耗，气虚质者尤当注意不可过于劳作，以免更伤正气。

4）运动保健：应避免剧烈的体育活动，太极拳和八段锦比较适合这类群体。推荐呼气提肛法。首先吸气收腹，收缩并提肛门，停顿 2～3s 之后，再缓慢放松呼气，如此反复 10～15 次。八段锦的"两手攀足固肾腰"和"攒拳怒目增气力"加做 1～3 遍。

5）穴位保健：平躺，借助温灸盒，对足三里、关元、气海、神阙进行温灸，每个穴位时间 10min，隔日 1 次，10d 为 1 个疗程。

（3）阳虚质

1）情志调摄：宜多参加社会活动，培养广泛的兴趣爱好。宜加强精神调养，善于调节自己的情感，去忧悲、防惊恐、和喜怒、消除不良情绪的影响。

2）饮食调养：宜多吃甘温益气的食物，比如牛羊肉、姜、蒜、花椒、胡椒等。少食生冷寒凉食物，如黄瓜、藕、梨、西瓜等。参考食疗方如当归生姜羊肉汤，具有温中补血，祛寒止痛的功效，尤其适合冬天服用。

3）起居调摄：阳虚质者耐春夏不耐秋冬，秋冬季节要适当暖衣温食以养护阳气，尤其要注意腰部和下肢保暖，每天以热水泡脚为宜。夏季暑热多汗也易导致阳气外泄，使阳气虚于内。建议尽量避免强力劳作和大汗，也不可恣意贪凉饮冷。多在阳光充足的情况下适当进行户外活动，不可在阴暗潮湿寒冷的环境下长期工作和生活。

4）运动保健：在运动中应注意避风寒，不宜大汗，适合做一些温和的有氧运动，如慢走、太极剑、太极拳等。八段锦的"背后七颠百病消"和"两手攀足固肾腰"加做1~3遍。

5）穴位保健：俯卧，借助温灸盒，对足三里、命门、肾俞穴位进行温灸，时间10~15min，隔日1次，10d为1个疗程。

（4）阴虚质

1）情志调摄：宜多参加社会活动，培养广泛的兴趣爱好。少与人争，以减少激怒。

2）饮食调养：宜吃甘凉滋润的食物，比如黑大豆、黑芝麻、鸭肉、豆腐、木耳、麻油、柑橘、荸荠、香蕉、梨、苹果、甘蔗等。少吃羊肉、狗肉、辣椒等性温燥烈之品。参考食疗方如莲子百合煲瘦肉，本汤具有清心润肺、益气安神的功效。

3）起居调摄：熬夜、剧烈运动、高温酷暑的工作生活环境等能加重阴虚倾向，应尽量避免。

4）运动保健：对于阴虚体质的老年人应保证每天30~60min的有氧运动，如慢走、游泳、太极拳等。八段锦的"五劳七伤往后瞧"和"两手攀足固肾腰"加做1~3遍。

5）穴位保健：用大拇指或中指按压三阴交和太溪穴，两侧穴位同时操作。每次按压操作5~10min。每日2次，10d为1个疗程。

（5）痰湿质

1）情志调摄：宜多参加社会活动，培养广泛的兴趣爱好。宜欣赏激进、振奋的音乐，如二胡《赛马》。

2）饮食调养：宜选用健脾助运、祛湿化痰的食物，如冬瓜、白萝卜、薏苡仁、赤小豆、荷叶、山楂等。少食肥、甜、油、黏（腻）的食物。参考食疗方如荷叶粥、冬瓜海带薏米排骨汤等，具有健脾祛湿、化痰消浊的功效，适合痰湿体质腹部肥满的老年人食用。

3）起居调摄：居住环境宜干燥，不宜潮湿，穿衣面料以棉、麻、丝等透气散湿的天然纤维为佳，尽量保持宽松，有利于汗液蒸发，祛除体内湿气。晚上睡觉枕头不宜过高，防止打鼾加重；早睡早起，不要过于安逸，勿贪恋沙发和床榻。

4）运动保健：坚持长期运动锻炼，强度应根据自身的状况循序渐进。不宜在阴雨季节、天气湿冷的气候条件下运动。可选择快走、武术以及打羽毛球等，使松弛的肌肉逐渐变得结实、致密。如果体重过重、膝盖受损，可选择游泳。

5）穴位保健：用大拇指或中指按压丰隆、足三里穴。

（6）湿热质

1）情志调摄：宜多参加社会活动，培养广泛的兴趣爱好。宜注意精神调节，保持心情开朗舒畅。

2）饮食调养：提倡饮食清淡，多吃甘寒、甘平、清利湿热的食物，如薏苡仁、莲子、茯苓、红小豆、绿豆、冬瓜等。少吃羊肉、辣椒、花椒、胡椒、蜂蜜等甘酸滋腻之品及辣火锅、烹炸、烧烤等辛温助热食品。参考食疗方如薏米绿豆粥，具有清利湿热的作用，特别适宜夏天食用。

3）起居调摄：不宜熬夜，或过度疲劳。要保持二便通畅，防止湿热郁聚。注意个人卫生，预防皮肤病变。

4）运动保健：对于湿热体质的老年人每天应有规律地进行有氧运动，如游泳、爬山、慢走、太极拳、八段锦等。八段锦的"摇头摆尾去心火"和"调理脾胃须单举"加做1~3遍。

5）穴位保健：用大拇指或中指按压阴陵泉穴和阳陵泉穴，两侧穴位同时操作。每次按压操作5~10min。每日2次，10d为1个疗程。

（7）血瘀质

1）情志调摄：宜多参加社会活动，培养广泛的兴趣爱好。精神调养上，要培养乐观的情绪。精神愉快则气血和畅，营卫流通，有利血瘀体质的改善。反之，苦闷、忧郁则可加重血瘀倾向。

2）饮食调养：宜多吃具有活血化瘀的食物如黑豆、黄豆、香菇、茄子、黄酒等具有活血、散结、行气、疏肝解郁作用的食物。少吃肥猪肉等滋腻之品。应戒除烟酒。参考食疗方如黑豆川芎粥，具有活血祛瘀、行气止痛的作用。

3）起居调摄：血得温则行，得寒则凝。血瘀质者要避免寒冷刺激。日常生活中应注意动静结合，不可贪图安逸，加重气血郁滞。气为血帅，故亦需注意情志舒畅，勿恼怒郁愤。

4）运动保健：每天应有规律地进行有氧运动，避免剧烈以及过量的体育运动。可采用"步行健身法"，通过步行运动，促进全身血液的运行，有活血化瘀的功效。可将八段锦的"左右开弓似射雕"和"双手托天理三焦"加做1~3遍。

5）穴位保健：用大拇指或中指按压血海穴及内关穴，两侧穴位同时操作。每次按压操作5~10min。每日2次，10d为1个疗程。

（8）气郁质

1）情志调摄：宜主动寻求快乐，多参加社会活动、集体文娱活动，常看喜剧、滑稽剧、听相声，以及富有鼓励、激励意义的影视剧，勿看悲剧、苦剧。多听轻快、开朗、动感的音乐，多读积极的、鼓励的、富有乐趣的、展现美好生活前景的书籍，以培养开朗、豁达的意识，在名利上不计较得失，知足常乐。

2）饮食调养：宜多吃小麦、橘子、柚子、玫瑰花、菊花等行气、解郁、消食、醒神之品。睡前避免饮茶、咖啡等提神醒脑的饮料。参考食疗方如菊花玫瑰茶，具有疏散风热、行气解郁的功效。

3）起居调摄：气郁日久易致血行不畅，衣着方面宜选择宽松、透气性好的款式，还应注意鞋袜也不宜约束过紧，否则易影响气血运行，出现肢体麻木或发凉等症状。居室环境宽敞明亮，温度、湿度适宜。

4）运动保健：气郁体质的老年人每天 30～60min 的有氧运动。可选择下棋、打牌、瑜伽等体娱游戏，以陶冶情操、促进人际交流。八段锦的"左右开弓似射雕"和"双手托天理三焦"加做 1～3 遍。

5）穴位保健：用大拇指或中指按压太冲穴和膻中穴，太冲穴两侧穴位同时操作。每次按压操作 5～10min。每日 2 次，10d 为 1 个疗程。也可选取足厥阴肝经的循行路线，进行经络敲打，每次敲打 1 个来回，每日 2 次，10d 为 1 个疗程。

（9）特禀质

1）情志调摄：宜多参加社会活动，培养广泛的兴趣爱好。

2）饮食调养：饮食宜清淡、均衡、粗细搭配适当、荤素配伍合理，少吃酒、辣椒、浓茶、咖啡等辛辣之品、腥发及含致敏物质的食品。参考食疗方如黄芪山药粥，具有健脾益气的作用。

3）起居调摄：避免过敏原的刺激，生活环境中接触的物品如枕头、棉被、床垫、地毯、窗帘、衣橱易附有尘螨，可引起过敏，应常清洗、暴晒。外出也要避免处在花粉及粉刷油漆的空气中，以免刺激而诱发过敏病症。

4）运动保健：特禀体质的老年人每天 30～60min 的有氧运动。注意避风寒。

5）穴位保健：用大拇指或中指按压足三里穴，两侧穴位同时操作，每次按压操作 5～10min，每日 2 次，10d 为 1 个疗程。也可对足三里穴、关元穴、神阙穴、肾俞穴进行温灸，可以借助温灸器，每次时间 10～15min 即可，隔日 1 次，10d 为 1 个疗程。或者选取足少阴肾经的循行路线，进行经络敲打，每次敲打 1 个来回，每日 2 次，10d 为 1 个疗程。

（二）老年人社区中医药健康管理服务

对于第 1 次来基层医疗卫生机构，并同意进行中医体质辨识的 65 岁及以上的常住居民，开展体质辨识工作。也可以在参加老年人健康管理的人群中，结合老年人健康体检、慢性病管理或是日常诊疗时间开展工作。

1．信息采集

（1）询问：按照老年人中医体质辨识量表上列举的问题，请居民根据近一年的体验和感觉，逐项询问并填在相应的栏目内。

（2）观察：查看舌苔是否厚腻、舌下静脉是否瘀紫或增粗。

（3）测量：测量身高、体重、腰围。

2．体质辨识并告知居民

（1）计算：根据量表的 33 个问题得分进行汇总，计算出该居民的具体得分。

（2）体质辨识：根据得分，判断该居民属于平和体质还是偏颇体质。

（3）告知居民：将体质辨识的结果告知居民。

3．中医药保健指导　根据不同体质从情志调摄、饮食调养、起居调摄、运动保健、穴位保健等方面进行相应的中医药保健指导。

（三）0～36个月儿童社区中医药健康管理服务

在儿童6、12、18、24、30、36月龄时，对儿童家长进行儿童中医药健康指导，具体内容包括：向家长提供儿童中医饮食调养、起居活动指导；在儿童6、12月龄给家长传授摩腹和捏脊方法；在18、24月龄传授按揉迎香穴、足三里穴的方法；在30、36月龄传授按揉四神聪穴的方法。

1. 6～12月龄儿童中医药健康指导

（1）饮食调养

1）婴幼儿脾胃功能较薄弱，食物宜细、软、烂、碎，营养均衡。

2）养成良好饮食习惯，避免偏食。4个月起及时添加辅食，8～10个月最佳断奶时期。

（2）起居调摄

1）婴儿衣着要宽松，不可紧束而妨碍气血流通，影响骨骼发育。婴幼儿衣着应寒温适宜，避免过暖。

2）婴幼儿要有足够的睡眠，注意逐步形成夜间以睡眠为主、白天以活动为主的作息习惯。

3）经常带孩子到户外活动，多晒太阳，增强体质，增加对疾病的抵抗力。

（3）保健按摩

1）摩腹

主治：消化不良、腹痛、腹胀、恶心、呕吐等。

位置：腹部。

操作：操作者用手掌掌面或示指、中指、环指指面附着于小儿腹部，以腕关节连同前臂做环形有节律的移动的方法，称为摩法。从孩子右下腹起，以肚脐为中心，从右至左，做同心圆，缓慢轻揉，力度以带动皮肤及皮下组织运动，不带动肌肉运动为宜。长期坚持做此法可帮助孩子消化，促进脏腑新陈代谢，防止疳积。每次操作3～5min。

功用：健脾和胃、理气消食。

临床应用：摩腹能健脾和胃、理气消食。对于小儿腹泻、呕吐、恶心、便秘、腹胀、厌食等消化功能紊乱效果较好，常与捏脊、按压足三里合用，作为小儿保健手法。

2）捏脊

主治：发热、惊风、夜啼、疳积、腹泻、呕吐、腹痛、便秘等。

位置：背脊正中，大椎至尾骨末端处。

操作：操作者用双手的中指、环指和小指握成空拳状，示指半屈，拇指伸直并对准示指的前半段。捏脊的部位为脊背的正中线，从尾骨部起至第7颈椎。施术从长强穴开始，操作用双手示指与拇指合作，在示指向前轻推患儿皮肤的基础上与拇指一起将长强穴的皮肤捏拿起来，然后沿督脉两侧，自下而上，左右两手交替合作，按照推、捏、捻、放、提的前后顺序，自长强穴向前捏拿至脊背上端的大椎穴捏一遍。如此循环，根据病情及体质可捏拿4～6遍。从第2遍开始的任何一遍中，操作者可根据不同脏腑出现的症状，采用

"重提"的手法，有针对性地刺激背部的脏腑俞穴，以便加强疗效。在第 5 遍捏拿儿童脊背时，在儿童督脉两旁的脏腑俞穴处，用双手的拇指与示指合作分别将脏腑俞穴的皮肤，用较重的力量在捏拿的基础上，提拉一下。捏拿第 6 遍结束后，用双手拇指指腹在儿童腰部的肾俞穴处，在原处揉动的动作中，用拇指适当地向下施以一定的压力，揉按结合。在捏脊的过程中，用力拎起肌肤，称为"提法"。每捏 3 次提一下，称"捏三提一法"；每捏 5 次提一下，称"捏五提一法"；也可以单捏不提。其中，单捏不提法刺激量较轻，"捏三提一法"最强。

适应证：本疗法有疏通经络、调整阴阳、促进气血运行、改善脏腑功能以及增强机体抗病能力等作用。在健脾和胃方面的功效尤为突出。临床常用于治疗小儿疳积、消化不良、厌食、腹泻、呕吐、便秘、咳喘、夜啼等症。此外，也可作为保健按摩的方法使用。

禁忌证：脊柱部皮肤破损，或患有疖肿、皮肤病者不可使用本疗法。伴有高热、心脏病或有出血倾向者慎用。

注意事项：本疗法一般在空腹时进行，饭后不宜立即捏拿，需休息 2h 后再进行。施术时室内温度要适中，手法宜轻柔。体质较差的小儿每日次数不宜过多，每次时间也不宜太长，以 3 ~ 5min 为宜。在应用此法时，可配合刺四缝、开四关、药物、针刺、敷脐等疗法，以提高疗效。

2．18 ~ 24 月龄儿童中医药健康指导

（1）饮食调养

1）食物品种应多样化，以谷类为主食，同时进食牛奶、鱼、肉、蛋、豆制品、蔬菜、水果等多种食物，注意荤素搭配。

2）要培养小儿良好的饮食习惯，进餐按时，相对定量，不多吃零食，不挑食，不偏食。培养独立进餐的能力。

（2）起居调摄

1）养成良好的生活习惯，包括作息规律，定时排便。

2）根据气温变化，及时增减衣服。遵循古训"四时欲得小儿安，常要三分饥与寒"。

（3）运动保健

1）保证每天有一定时间的户外活动，接受日光照射，呼吸新鲜空气。

2）加强锻炼，适当运动，如跳绳、拍球等。

（4）保健按摩

1）按揉足三里穴

位置：足三里位于外膝眼下 3 寸、胫骨外侧约一横指处。先找到髌骨，髌骨的下缘是髌韧带。在两侧分别有 2 个凹陷，即"内膝眼"和"外膝眼"。"外膝眼"下 3 寸（小儿四指并拢的长度），下方找到胫骨，胫骨外侧旁开一横指处为"足三里"。

操作：小儿仰卧位，屈曲其膝部，双手拇指分别按放在足三里处，用指腹着力按压，一按一松，连续做 30 ~ 50 次。

功用：健脾和胃，调中理气，导滞通络。

主治：腹胀、腹痛、腹泻、呕吐、下肢萎软无力。常与捏脊、摩腹等配合应用，作为小儿保健按摩之用。

2）按揉迎香穴

位置：鼻翼外缘中点旁开 0.5 寸，当鼻唇沟中。

操作：双手拇指分别按于同侧下颌部，中指分别按于同侧迎香穴，其余 3 指则向手心方向弯曲，然后使中指在迎香穴处做顺时针方向按揉，每次 1~3min。

功用：具有宣通鼻窍的作用。

注意事项：根据需要准备滑石粉、爽身粉或冬青膏等介质；操作者应双手保持清洁，指甲修剪圆润，防止操作时划伤小儿皮肤；天气寒冷时，要保持双手温暖，可搓热后再操作，以免凉手刺激小儿，造成紧张，影响推拿；手法应柔和，争取小儿配合；局部皮肤破损、骨折不宜按揉。

3．30~36 月龄儿童中医药健康指导

（1）饮食调养

1）30~36 月龄的婴幼儿每日正餐之间可添加部分零食，零食当以坚果、水果、乳制品等营养丰富的食物为主，数量和时机以不影响幼儿正餐食欲为宜。

2）此时期仍要避免喂养过度，遵循"饮食需要三分饥"的原则。

（2）起居调摄

1）保证充足的睡眠时间。

2）保持每日定时大便的习惯。

3）经常到户外活动，多见风日，以增强体质。

4）此时期仍要遵循"春捂""秋冻"以及"起居需要三分寒"的原则。

（3）保健按摩：此时期在前述保健按摩的基础上，增加按揉四神聪穴。

位置：头顶部，百会穴（头部正中线于两耳尖连线交点）前后左右各 1 寸，共 4 穴。

操作：一手扶住小儿的头，另一手的四指（拇指、示指、中指、环指）分别置于四个神聪穴上，轻揉 2~3min。晚上揉还有助于小儿尽快入睡。

主治：头痛、眩晕、失眠、健忘等。

功效：镇惊、醒神益智作用，辅助纠正儿童脾气急躁、多动。有助于安神、睡眠，促进大脑发育。

应用：30 月龄以后小儿，每日或隔日 1 次，每次 1~3min。

注：尺寸均为手指同身寸，即以儿童自身手指作为测量标准。

中指同身寸是以小儿的中指中节屈曲时内侧两端纹头之间作为一寸，可用于四肢部取穴的直寸和背部取穴的横寸。

拇指同身寸是以小儿拇指指关节的横度作为一寸，亦适用于四肢部的直寸取穴。

横指同身寸以名"一夫法"，是指小儿示指、中指、环指和小指并拢，以中指中节横纹处为准，四指横量作为 3 寸。

注意事项：根据需要准备爽身粉、婴儿润肤油等介质；操作者应双手保持整洁，指甲修剪圆润，防止划伤小儿皮肤；天气寒冷时，应保持双手温暖，可搓热后再操作；手法应轻柔，争取小儿配合；局部皮肤破损、骨折不宜按揉；过饥或过饱慎用，否则可能会造成宝宝的不适。

任务实施

具体见表6-13-1。

表6-13-1 任务十三中"任务导入"材料分析

工作流程	内容要点	注意事项
信息采集	1. 询问：请居民根据近一年的体验和感觉，逐项回答并填在相应的栏目内 2. 观察：查看舌苔和舌下静脉 3. 测量身高、体重、腰围	
体质辨识	1. 计算：根据量表的33个问题得分进行汇总，计算出该居民的具体得分 2. 体质辨识：根据得分，判断该居民属于平和质还是偏颇体质判断标准如下： 平和质：各条目得分相加之和≥17分，同时其他8种体质得分均≤8分，判断为是；各条目得分相加之和≥17分，同时其他8种体质得分≤10分，判断为基本是；不满足上述条件者，判断为否； 偏颇体质：各条目得分相加之和≥11分，判断为是；各条目得分相加之和为9～10分，判断为倾向是；各条目得分相加之和≤8分，判断为否 李大爷阳虚质得分为15分，大于11分，故判断其体质为"阳虚质" 3. 告知居民：将体质辨识的结果告知居民	
健康指导	按阳虚质对李大爷进行健康指导 1. 情志调摄：保持积极向上的心态，及时调节自己的消极情绪。宜欣赏激昂、高亢、豪迈的音乐 2. 饮食调养：可食用当归生姜羊肉汤、韭菜炒胡桃仁等 3. 起居调摄：居住环境以温和的暖色调为宜，不宜在阴暗潮湿寒冷的环境下长期工作和生活 4. 运动保健：宜在阳光充足的环境下适当进行舒缓柔和的户外活动，如日光浴、空气浴等，也可选择八段锦 5. 穴位保健：取足三里穴、命门穴、肾俞穴等进行温灸	

（田淑军 张 彩）